素朴な疑問から臨床のコツまで！

呉澤森の鍼灸治療あれこれ
Q&A

GO TAKUSHIN

[著] 呉 澤森
　　 孫 迎

医道の日本社
Ido-No-Nippon-Sha

はじめに

　治療のなかで問われる患者からの質問や、毎日の治療に対し、さまざまな不安を抱えている鍼灸師がたくさんいるという話をよく聞きます。

　たとえば、患者から「鍼はなぜ効くのか」「なぜ同じ灸をしても熱いところと熱くないところの違いがあるのか」「鍼灸治療を受けているうちに依存性が生じるのか」などの質問をされることがあります。また、鍼灸師自身の不安には、「鍼灸治療後の不良反応はあるか」「鍼の響きと鍼の痛みの違いはどんなものか」「月経中の患者に鍼灸治療を行っても大丈夫か」「風邪をひいている患者に治療を行ってもよいか」「リウマチの患者に対して鍼灸治療はどこまでできるのか」「美容鍼灸は顔だけに鍼をすればよいのか」「鍼灸治療の適応症はどこまで広がっているか」などがあります。

　これらの質問や不安は、学校では教えられていなかったり、教科書にも載っていないことが多いです。

　そこで今回、1994年に恵比寿に呉迎上海第一治療院（現・GS第一伝統治療院）を設立して以来、25年の間に患者から受けた質問や、当院の中医鍼灸研修生から鍼灸治療の不安の声を集め、QandA集をつくりました。さらに、研修生たちと一緒に問題を分配・論議し、1年半の時間を経て解答を導き出しました。

　治療の現場には今回集めたようなたくさんの質問や不安がまだまだあるはずです。今後も、多くの鍼灸師とともに、新たな質問や不安に対する解答を考え、よりよい治療を患者に提供していきたいと思います。

GS第一伝統治療院
（元 呉迎上海第一治療院）
院長　呉 澤森

目　次

はじめに……3

Part 1　患者からの質問と相談

- **Q1**　患者に「鍼の響きと痛みの違いはなんですか？」と聞かれました。……8
- **Q2**　患者に「何回通うと効果があるんですか？」と聞かれました。……10
- **Q3**　患者に「鍼灸の治療を受けた後、どんな変化があるんですか？」と聞かれました。……11
- **Q4**　患者に「鍼灸を受け続けると効果がなくなったり、依存性が生じると聞いたんですが……」と言われました。……12
- **Q5**　患者に「治療前に食事をしてきてもよいですか？」と聞かれました。……13
- **Q6**　患者に「治療後にお酒を飲んでもいいですか？」と聞かれました。……14
- **Q7**　患者に「鍼を抜くときに、ヒリヒリと痛む」と言われました。この原因はなんでしょうか。……15
- **Q8**　患者に「鍼灸でエイズに感染することはありますか？」と聞かれました。……16

Part 2　鍼灸と中医学の基礎知識

- **Q9**　鍼灸治療ではどんな病気を治すことができますか？……18
- **Q10**　経絡と経穴はどういう関係ですか？……19
- **Q11**　経穴の見つけかたを教えてください。……21
- **Q12**　そのときどきの状態によって、経穴は移動するのでしょうか。……23
- **Q13**　中国で使っている鍼はすべて太く長いのですか？……24
- **Q14**　中国鍼と日本鍼の持ち方の違いはありますか？……26
- **Q15**　なぜ、中国鍼を操作すると響きが出やすいのですか？……28
- **Q16**　刺激の強い太い鍼のほうが治療効果は上がるのでしょうか？……30
- **Q17**　鍼を使う本数が多いほうが、効果が高いのですか？……31
- **Q18**　「気至而有効」とはどういう意味ですか？……33
- **Q19**　「同病異治」とはどういう意味ですか？……35
- **Q20**　「異病同治」とはどういう意味ですか？……37
- **Q21**　鍼灸治療や漢方薬は、整体、指圧、マッサージを併用すると相乗効果はありますか。……39
- **Q22**　鍼麻酔という言葉を聞いたことがあります。どんなものなのですか？……41

Part 3　鍼の臨床への質問

- **Q23**　鍼の置鍼時間はどのくらいが適当なのでしょうか？……44
- **Q24**　刺鍼深度はどのくらいが適切でしょうか？……45
- **Q25**　直刺のつもりで刺したのに斜めになるときがあります。どうしたらよいでしょうか？……47
- **Q26**　「気が至る」とどんなことが起こるのか、詳しく教えてください。……49
- **Q27**　響かせる手技、または響きを増加させる手技を教えてください。……52

Q28 導気法の意味と操作のポイントを教えてください。………54

Q29 刺鍼の途中で鍼を刺す方向を変える方法を教えてください。………55

Q30 陰経刺法の意味と操作のポイントを教えてください。………57

Q31 鍼灸の治療を受けた直後、患者の体調が悪くなることはありますか?………59

Q32 治療中、「痛い」と訴える患者と痛みを訴えない患者がいるのはなぜですか?
また同じ患者でも痛みを訴える部位とそうでない部位があるのはなぜですか?………60

Q33 鍼や灸をしてはいけない部位や注意すべき場合はありますか。………62

Q34 内出血しやすい経穴はありますか。………64

Q35 切皮の時に痛みが出る理由を教えてください。また、解消法はありますか?………66

Q36 鍼の刺入途中で痛みが出ないようにするには、
あらかじめどのような点に注意すればよいですか?………68

Q37 万が一、刺鍼途中に痛みが起こってしまった場合、対処法はありますか?………70

Q38 抜鍼後の出血の対応はありますか?………72

Q39 お腹に鍼を刺すときの注意点はありますか?………73

Q40 お腹に刺した鍼が呼吸により揺れてしまいます。その対処法はありますか?………75

Q41 百会を取るとき、百会および周囲を指で押して、
一番気持ちよい所を取れば百会を取ったと言えるのでしょうか?………77

Q42 足三里の臨床での使い方を教えてください。………79

Q43 一穴に違う刺激を与えると、全く違う反応を起こすということはありますか?………81

Q44 圧痛点治療はどんなときに使うと有効なのですか?………83

Part 4 灸と特殊な鍼への質問

Q45 灸と鍼の使い分けはどのようにしていますか?………86

Q46 円筒灸と灸頭鍼の使い分けはどのように行うべきでしょうか?………88

Q47 一つの経穴に灸は何壮してもよいのでしょうか。………90

Q48 灸を熱く感じないという患者がいます。それだけ体が悪いということでしょうか?………91

Q49 灸でやけどをしやすい体の部分はありますか?………92

Q50 患者がもし灸でやけどをしたらまずどのような対処をしたらよいですか?………93

Q51 灸でやけどをした場合、してはいけないことはありますか?………94

Q52 円皮鍼の操作のポイントはありますか?………95

Q53 皮内鍼は、いつ使うとよいですか?………96

Q54 梅花鍼とは何ですか?………98

Q55 梅花鍼はどのような時に使うのでしょうか?………100

Part 5 婦人科疾患への質問

Q56 月経痛の鍼灸治療は月経の何日目に行うのが最適ですか?………104

Q57 月経期間中の患者に、鍼灸治療を行っても問題ないのでしょうか?………105

- Q58　一時的に月経が止まってしまった方に対して、鍼灸治療は有効ですか?………106
- Q59　排卵を促進する鍼灸治療はありますか?………108
- Q60　不妊に対する鍼灸治療を経て、妊娠を確認した後にも治療を継続してよいですか?………112
- Q61　習慣性流産の患者にも鍼灸治療はできますか?………114
- Q62　妊娠の初期、中期、後期に鍼灸治療はできるのですか? また、その場合の注意点は何ですか?………116
- Q63　安産の鍼灸治療はありますか。………118
- Q64　産後の女性にはどんな治療を行ったらよいですか?………119
- Q65　鍼灸治療で子宮筋腫を小さくすることはできますか?………121
- Q66　子宮筋腫は直径何センチの大きさまで鍼灸治療が有効なのでしょうか?………122
- Q67　子宮筋腫の治療のポイントを教えてください。………123

Part 6　さまざまな症状への質問

- Q68　脊柱管狭窄症に対して鎮痛効果のある経穴はありますか?………126
- Q69　ぎっくり腰に速効性がある一穴はありますか?………129
- Q70　夜中に足がつるという患者に有効な鍼灸治療はありますか。………131
- Q71　捻挫の後は、冷やすべきなのでしょうか? 灸で温めるべきでしょうか?………133
- Q72　風邪をひいたときに鍼灸治療を行ってもよいのでしょうか?………134
- Q73　喘息発作時に即時有効な経穴はありますか?………136
- Q74　小児喘息に対する治療のポイントを教えてください。………138
- Q75　アトピー性皮膚炎への鍼灸治療は有効なのでしょうか。………141
- Q76　軟便や下痢をしやすい患者に対する鍼灸治療のポイントは何ですか?………144
- Q77　関節リウマチに対する鍼灸治療はどこまで可能でしょうか?………146
- Q78　関節リウマチの腫れや、痛みのある部位に灸は使えますか?………148
- Q79　黄斑変性症に対する鍼灸治療は有効ですか?………149
- Q80　緑内障の高眼圧を下げる経穴はありますか?………151
- Q81　低眼圧の緑内障に対して、鍼灸治療で眼圧を上昇させることができるのでしょうか。………152
- Q82　不眠を解消する鍼灸治療はありますか?………155
- Q83　鬱病に対する鍼灸治療のポイントは何ですか?………160
- Q84　認知症の予防としての鍼灸治療は効果がありますか?………164
- Q85　美容鍼灸は、顔だけに鍼をすればよいのでしょうか?………168
- Q86　鍼灸治療で体質を改善することはできますか?………169
- Q87　服薬している薬がある場合、鍼灸治療で薬を減らすことはできますか?………173
- Q88　抗がん剤による白血球の低下の場合、白血球を上昇させる鍼灸治療はありますか?………175
- Q89　難病に対して鍼灸ではどんな治療ができるのですか?………178

おわりに………180

Part 1

患者からの質問と相談

Q1

患者に「鍼の響きと痛みの違いはなんですか？」と聞かれました。

響きと痛みの性質の違いを整理して、丁寧に説明してあげましょう。

　鍼灸では、経穴に鍼を打ったときの感覚を「響き」と言います。響きは経絡を通って伝わります。正しく鍼が打たれたときに感じる響きは、台所で調理をしていて包丁で手を切ったり、転んでけがをしたときの痛みとは、明らかに違うものです。響きは、「重だるさがじわじわと広がってくるような感じ」です。

　経絡を伝わる「響き」と、神経を伝わる「痛み」の違いは以下の通りです。

	響きと痛みの区分			
	感覚の性質	方向	速度	内臓・器官との関連
響き	重だるく脹るような感じ 水が流れるような感じ 虫が這うような感じ	病所および末端から体幹に向かう1方向 または、病所および体幹から末端に向かう2方向	徐々にゆっくり	ある
痛み	電気が走るような感じ チクチクする感じ	治療部位から末端に向かう1方向	速い	ほとんどない

初めて鍼灸治療を受けたときに、感電したときのようなピリピリした痛みが走ったり、手足や体が痺れる感じがしたら、誰だって二度と治療を受けたいとは思わないでしょう。
　患者をこのような気持ちにさせないためにも、痛みと響きの感覚の違いを丁寧に説明し、納得してもらい、信頼を得られる治療を行う必要があります。
　また、鍼灸師自身も痛みと響きの違いをしっかりと認識しておくことが大切です。
　このようなことを意識して行えば、鍼灸治療の現場が抱える、「鍼の響きと痛みの区別」の問題を取り除いていくことができるでしょう。鍼灸師はまず自身が響きを理解して、そのうえで患者に正しく説明できるようになりましょう。気の至りの考え方や、響かせる手技などの質問に関してはPart2、Part3でもお答えします。

Q2
患者に「何回通うと効果があるんですか?」と聞かれました。

ウソや過剰な期待を持たせるようなことではなく、本当にできることを伝えましょう。

　これは患者からよく聞かれる質問です。単純に素朴な疑問という心境と、鍼灸に対する大きな期待の表れだと考えられます。

　鍼灸師は常に自分の治療に責任を持ち、熱意を持って対応しなければなりません。だからこそ、臨床のさまざまな病症からみれば、一言で「何回の治療で治ります」とは言えません。言えるのは、「私は責任をもって最善の治療を行い、より早く治効が出るように努力します」ということです。

　鍼灸の鎮痛効果は優れていますが、1回や2回の治療で、すぐに神経痛や、ぎっくり腰などの激痛を根治することは難しいです。そのため鍼灸師は患者の「早く治りたい」という心境を理解しながら、患者の病状をしっかりと把握し、鍼灸治療がどこまで有効かを丁寧に説明しましょう。患者側に理解があり、納得してくれたならば、「何回通えば治る」という答えはおのずと口にしなくてもよくなります。

　逆に、患者の病状、脈、舌、検査のデータなどを把握せずに、すぐに鍼灸治療を開始し、「大丈夫、治療後すぐ痛みは治まりますからね」など、自信満々に保障してしまうことは、今後のトラブルの原因になるでしょう。

Q3
患者に「鍼灸の治療を受けた後、どんな変化があるんですか?」と聞かれました。

鍼灸の効果は、血流の改善や、より早く病状を変化させることなどがあります。

　治療直後に、体がポカポカ温かくなったり、体が軽くなったり、頭がすっきりしたりするのが、鍼灸の「よい反応」だと周知されています。しかし、それ以外にも鍼灸の「よい反応」はあります。それは、より早く病状を変化させることです。そしてこの鍼灸の効果を考えたときに、とても重要になるのが「鍼灸の響きと病状の変化」です。

　中医学の考え方では「気が病所に至る」「気が早く至れば早く治る」という古説があります。鍼灸のさまざまな手技により得気が出て、病所に至ると効果がみえるのです。また、早く気が至ることでより速効性が期待できると言えます。

　鍼灸師は、「より早く、気が病所に至る」治療、つまり響きを意識した治療を心がければ、病状のよい変化が期待できるのです。

　たとえば、脊柱管狭窄症、椎間板ヘルニア症では、圧迫・損傷を受けた神経に関係する経穴を選ぶことが重要です。治療の際は鍼を刺した経穴に局所的な酸麻脹重（だるい、痺れる、重い、脹れるような感覚）の響きが起こるだけではなくて、さらに神経支配領域にも伝わるように注意します。これによって早く、痛み、こり、痺れなどを治すことができるのです。ちなみにこの場合使う経穴は、華陀挾脊、環跳、閃電（奇穴）、委中などです（詳しくはp.126で解説）。

　したがって、Q1（p.8）の鍼の響きの解説と一緒に、「早く病状を変化させる」という説明を患者に伝えてもよいでしょう。

Q4
患者に「鍼灸を受け続けると効果がなくなったり、依存性が生じると聞いたんですが……」と言われました。

「鍼灸治療は、一回一回違う証に合う治療を行うので、依存性が生じる理由はありません」と答えましょう。

　まれに、治療を受ける前に、鍼灸の依存性を心配する患者がいます。「依存性」と聞くと、麻薬、鎮痛剤、睡眠薬などの依存症を連想してしまい、どこか恐怖感がありますよね。確かに、生活のなかで依存性のあるものは多数存在します。

　たとえば、末期がんの激痛に耐えられないとき、一般の鎮痛剤がまったく効かなくなり、最終的にはモルヒネを注射します。しかし、1回注射をするとその鎮痛に対する効き目が忘れられずに、次々に欲しくなり、最後は依存症となり抜けられなくなります。また、アルコール中毒として、1日中お酒を飲まないと耐えられないなどという依存症もあります。

　鍼灸治療の原理はまだ解明されていないところもありますが、鍼灸の適応症と鍼灸治療の効果を考えると、鍼灸治療は病態の体を整えていることがわかります。すなわち、鍼灸による良性刺激により、体の不平衡な病態を調整し、徐々に正常状態に戻すという治療法なのです。特に、中医鍼灸の場合は、「四診法」を利用し患者の体質、病状を把握し証を立てて、その証にあう経絡、経穴および刺鍼手技と各種灸法を行っています。

　この弁証治療では、毎回の治療の前に四診法を行い、そのときの患者の体質、病状を把握して、新たな証を立ててそれに基づいた経絡経穴に手技と灸を施します。つまり、一回一回違う証に合わせた治療を行うので、依存性が生じる理由はなく、安心して受けていただけるのです。

Q5

患者に「治療前に食事をしてきてもよいですか？」と聞かれました。

軽い食事はOKです。しかし満腹状態だと、脳や四肢の血液量が平常時より相対的に減っていたり、上腹部の経穴への刺鍼ができないため、避けるべきです。

　忙しい人が多い現代社会では、食後すぐに来院する患者がいます。しかし、食べた直後で満腹になっている状態での鍼灸治療はよくありません。

　人間は、食事をしてから胃のなかの内容物を消化するまでに約2時間かかります（人により多少かかる時間は違います）。このとき胃の消化力を強化するため、全身の血液がどんどん胃に集まり、脳や四肢の血液量は平常時より相対的に減ります。食後に眠気が起こりやすいのもこのためです。

　また、鍼灸治療の場合、患者の病状に合う経穴に手技を施します。時には腹部の経穴も使います。特に中脘、建里は使用率が高いですが、食事をした直後で胃のなかに未消化物がいっぱいの状態でこれらの経穴に刺すとよくありませんし、危険でもあります。

　もし、満腹状態で無理やり上腹部の経穴に刺すと、鍼の刺激により胃の痙攣が起こり、胃腸の激痛、悪心、嘔吐が起こる可能性があります。満腹の患者にどうしても治療をしなくてはいけない場合は、かわりに、背部や四肢の経穴を取ったほうが安心して治療ができると思います。

Q6

患者に「治療後にお酒を飲んでもいいですか？」と聞かれました。

いつでも、飲み過ぎは有害無益！
さらに、鍼灸治療後は病状のある器官の自癒力が
一層活発になることからも避けるべきです。

　治療を受けた方には、治療後のパーティや宴会での飲みすぎは控えてもらっています。特に肝機能障害がある方は要注意です。

　1回の鍼灸治療後の体は、鍼灸の刺激が経穴から経絡に沿って各病態の臓腑、器官、組織に伝わり整えられます。このとき、病状のある臓腑、器官、組織の働き（潜在の自癒力）が一層活発になります。そのため、肝機能障害がある方が鍼灸治療後にお酒を一気に大量に飲むと、翌日に右の脇腹の痛みがひどくなり、肝機能検査をすればSGOT（血清グルタミン酸オキザロ酢酸トランスアミナーゼ）とSGPT（血清グルタミン酸ピルビン酸トランスアミナーゼ）の上昇がみられる可能性があるでしょう。したがって、できるだけお酒は控えたほうがよいのです。

　また、鍼灸に関わらず、一般論としてですが、女性が月経期にお酒を飲みすぎると出血量が急に増え、月経の出血日数が大幅に延長することもあります。風邪をひいている人も、その状態でお酒を飲むと鼻詰まりがひどくなり、熱も上がり、治りにくくなります。

　お酒は、甘・温・辛・燥の性質を持ちます。特にアルコール度数の高い白酒(パイチュウ)や焼酎は、辛・燥が強いです。お酒の飲みすぎは体に対して有害無益（害のみがあり、よいことはひとつもないこと）です。

Q7
患者に「鍼を抜くときに、ヒリヒリと痛む」と言われました。この原因はなんでしょうか。

> アルコールの刺激、もしくは滞鍼が原因だと考えられます。

　抜鍼時の痛みの原因は2つあります。1つ目は、鍼を抜くときの、アルコール綿花を使った鍼孔の消毒です。アルコールには強い刺激があるので、鍼孔を消毒するときにアルコールがにじんで、痛みが生じることがあります。そのため、よく絞ったアルコール綿花で消毒し、その後、乾燥綿花で鍼孔を押すことで、痛みを最小限に抑えることができ、出血も防ぐことができます。

　もうひとつは鍼の状態です。

　たとえば、置鍼している鍼が滞鍼（渋り鍼）の状態になっていることがあります。その状態は鍼が抜きづらく、無理矢理抜くとヒリヒリとした痛みが生じることがあります。

　滞鍼の主な原因は2つあります。一つは鍼を同一方向に向けて大幅に繰り返し捻転することです。もう一つは、置鍼時に患者の体位が変わることです。

　滞鍼状態のときは、まず患者を前の体位に戻してから、軽い揉按法で滞鍼の周囲の緊張している組織を緩めて抜鍼の準備をします。

　抜鍼は、まず母指と示指で鍼柄を引き上げるように挟み、次に挟んだ鍼を左右に揺らしながら指から離します。これを数回往復すると、鍼の揺れにより自然に転動し、滞った状態を解消することができます。その後、母指、示指、中指で鍼を持ち、滞りが解消した状態を確認しながら、軽く捻転し、スムーズにゆっくりと抜きます。

　臨床で抜鍼時の痛みがあるとき、特に滞鍼状態になっているときには無理に力をいれて抜鍼しようとすると、折鍼を起こす可能性があります。このような抜き方を心得ていることで、トラブルを避けることができるでしょう。

　なお、切皮痛や刺入途中の痛みの対処に関してはPart3で解説します。

Part 1　患者からの質問と相談

Q8

患者に「鍼灸でエイズに感染することはありますか？」と聞かれました。

鍼灸治療によるエイズの感染の報告は
聞いたことがありません。

　約40年前、エイズの蔓延が人類を襲いました。エイズの感染は、アメリカの歯科医師の告発により判明し、当時、針によるエイズの感染が社会の大きな話題になりました。「針は怖い」「針は嫌い」「針は嫌だ」という社会の雰囲気が生まれ、国民に大きな悪影響を与えたのです。

　エイズの感染のポイントは針にあります。医療現場の臨床で使う針には、注射針、麻酔針、そして私たち鍼灸師が使う、鍼灸の「鍼」があります。注射針、麻酔針は、中空形です。ところが鍼灸の鍼は中空を持っていません。

　さらに、50年前は、1回使い捨ての注射用針が普及していませんでした。特にアフリカなどの衛生条件のよくない地域では、注射をした後に洗ってから複数回使用することが、日常茶飯事でした。

　エイズの患者または、エイズウイルス所有者に使用した針を洗っても針の中空管内のウイルスは除去できません。そのまま、他人に使うとエイズの感染リスクは相当高くなるでしょう。

　しかし、鍼灸の鍼の場合は中の空洞もありません。また、日本の鍼灸院はディスポーザブル鍼や個人専用鍼、高圧滅菌器（オートクレーブ）の使用が常識となっています。

　このようにきちんと衛生管理しているため、鍼灸治療によるエイズの感染の報告は一例も見つかっていません。そのため、「感染の心配はなく、安心して受療してもらえます」と、患者にお伝えしましょう。

Part 2

鍼灸と中医学の基礎知識

Q9
鍼灸治療ではどんな病気を治すことができますか？

健康保険治療の適応症である6種以外にも、チャレンジしていきましょう。

　鍼灸師の免許を持っている方の大半は、それぞれ「鍼灸治療の適応症」を念頭に置いています。
　あるとき、50名の鍼灸師に「鍼灸治療でどんな病気を治すことができますか？」という質問をしたところ、38名の鍼灸師は、「鍼灸では、腰痛、五十肩、頚腕症候群、むちうち、神経痛などを治すことができる」と回答し、ほかの12名の鍼灸師はこの疾患に加えて「不妊症、美容鍼灸治療」などを挙げました。
　日本の法律では、先述の数種類の病に関しては医師の同意のもと鍼灸治療をすれば、保険が適応されます。そのため、学校の医事法規の授業では、繰り返し6種類の病が鍼灸で治療できると教えることが多いのです。結果として卒業後、いざ開業をするときに、まずこの6種類の病の鍼灸治療に専念するなど、「日本鍼灸における健康保険治療の適応症」と「鍼灸治療ができる症状」の概念が混同している鍼灸師も多いのです。
　しかし、鍼灸の社会的認知度の向上、または国民の鍼灸治療への期待がますます大きくなる昨今、内科、婦人科、眼科、耳鼻咽頭科、整形外科、泌尿器科、内分泌科、皮膚科、神経科、精神科などに加え、がん、パーキンソン病、認知症など、難病の予防と補完治療も強く求められています。このような社会的な時代の流れは、国民の期待の表れであり、鍼灸師の社会への貢献につながります。鍼灸師の皆さんは、時代の重責を担い、一生懸命に鍼灸治療に専念し、健康保険治療の適応症のみならず、国民の健康のために精一杯尽くしていきましょう。

Q10

経絡と経穴はどういう関係ですか？

経絡は線路、経穴は駅です。

　人体には361穴の経穴があり、それらは手足の三陰三陽経絡と、任脈、督脈に分布しています。

　経絡とは、体内の五臓六腑と連なり、四肢、体幹、頭、顔面、五官（鼻・目・口唇・舌・耳の5つの器官）、皮膚、毛髪、血脈、筋肉、骨格などとつながるネットワークです。この通路のような経絡が存在しているからこそ、体は1つの生命体になっているのです。そして経穴とは、経絡線上のポイントのことであり、体の生理活動や病理変化が現れる場所なのです。

　この経絡と経穴の関係は、私たちが日常生活のなかで利用する交通機関と非常によく似ています。鉄道の路線と駅にたとえて考えてみましょう。

　日本全国に張りめぐらされている鉄道の路線は、体内をめぐっている経絡に相当し、駅は経穴と同じようなものと考えることができます。

　駅は1本の路線だけに所属するとはかぎらず、ときには2本、3本と、数本の路線が1つの駅に引き込まれていることもあります。そうした駅では、利用率が高まり、利便性にも違いが出てくることでしょう。

　もっと具体的にいえば、東京にあるJR山手線の新宿駅は、そのほかにも中央線、埼京線、京王線、小田急線、東京メトロ丸ノ内線、都営大江戸線など、複数の路線とつながっていますが、同じ山手線でも目白駅は、山手線1本としかつながっていません。新宿駅と目白駅ではどちらの駅の利便性が高いかは言うまでもないでしょう。

　経穴も同じように考えることができます。

　たとえば、三陰交は全身の経穴のなかでも非常に使用頻度の高い経穴です。なぜ使用頻度が高いのでしょうか。

　それは三陰交が足の太陰脾経に属しているほか、足の厥陰肝経と足の少陰腎経

とも交わる経穴だからです。

　明代の汪機は『鍼灸問対』において、「経絡不可不知、孔穴不可不識、不知経絡、無以知気血往来、不知孔穴、無以知邪気所在、知而用、用而的、病乃可安」と述べています。これは「経絡を知らないということがあってはいけません。経穴を知らないということがあってはいけません。経絡のことを知らなければ、気血の往来を知ることはできないし、経穴のことを知らなければ、邪気の所在を知ることはできません。経絡と経穴を熟知して活用し、的中させれば、病を治すことできます」という意味です。

　この文章にある「知而用、用而的」という言葉は特に重要です。「知」とは、単に知っている、了解しているという意味ではなく、「熟知している、精通している」という意味です。そして「用」とは、単に使用するという意味ではなく、「上手に使う、活用する」という意味です。また、「的」とは、目的や目標を指すだけでなく、「病気を治す経穴」のことであり、上手に活用すればたちどころに病気に効く（的中する）という意味を含んでいます。

　したがって、臨床においては、経穴と経絡の密接な関係性をしっかりと把握し、病気を早く治すことのできる経穴を選べるようになることが大切です。

Q11

経穴の見つけかたを教えてください。

経絡流注の全体像を理解したうえで、
目標となる基準点が判然とする体位で取穴しましょう。

　Q10のとおり、経穴とは、経絡線上のひとつのポイントのことであり、体の生理活動や病理変化が現われる場所です。また、疾病の際に、なんらかの反応を現す点で、疾病を治療する点でもあります。

　経穴は、経脈を通じて臓腑と関連していると考えられています。すなわち、経穴は、疾病の際の反応点、診察点、治療点です。また経穴の、名称、経穴の部位、効能、局所解剖などは必ず、正しく理解しなければいけません。

　ここでは正しい経穴の見つけ方について解説します。

　経穴はまず、その経穴がどの経絡に所属しているかと、その経絡の流注の全体像を理解する必要があります。たとえば、正経十二経脈のなかで、下腿内側には、脾経、肝経、腎経の3本の経絡が通っています。健脾化湿（脾気の虚を治すことにより、脾気を活発にして湿濁を除去する）などの効果のある「三陰交」を取ろうとした場合を例に解説しましょう。

　三陰交は内果尖の上方3寸に取ります。しかし、同じ下腿内側でも①脛骨内側の骨際に取るのか、②脛骨内側面の中央にとるのか、それとも③脛骨内側の後方に取るのかによって、しっかりと三陰交を取ることができているのかが変わってきます。

　三陰交は足の太陰脾経の経絡に属し、脾経は下腿内側で脛骨内側の骨際を通っています。そのため、三陰交は、内果尖の上方3寸で、①の下腿内側の脛骨の骨際に取るのが正しいと言えます。

　もし、脛骨内側面の中央を取った場合は足の厥陰肝経、脛骨内側の後方を取ってしまった場合は足の少陰腎経になってしまうため、誤った取り方になってしまいます。

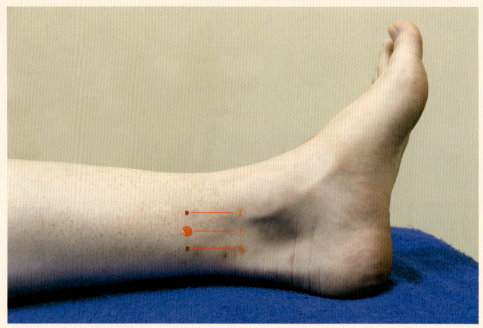

三陰交は①の下腿内側の脛骨の骨際に取るのが正しい

　このように、最初にその経穴の名称、所属経絡、その経絡の流注をしっかりと理解する必要があります。
　また取穴は、目標となる基準点（骨、筋肉、関節、ランドマークなど）が判然とするような体位で行うのが望ましいです。さらに施術も経穴を見つけた体位、肢位で行うのが原則です。

Q12

そのときどきの状態によって、経穴は移動するのでしょうか。

経穴が移動することはありません。

　日本の臨床では、圧痛点を探して治療している鍼灸師が大勢います。その理由は運動器系の病を治療することが多いからだと考えられます。そのため、一部の鍼灸師は探した圧痛点が十二経絡の経穴と近隣しているため、経穴がその時の状態によって移動するのかという疑問を持ってしまうようです。ここで2つのことを明確にすればこの疑問は解決できると思いますよ。

　まず、経穴の定義においての考え方です。全身361穴の経穴の名称および位置はどの国でも全世界公認のものであり、それは辞典に載っている言葉と同じような重要度や原則があります。安易に変えることはできないでしょう。たとえば、百会であれば必ず頭頂部正中線上（督脈の流注上）前髪際より5寸の所にあります。その場所が百会の居場所なのです。そのため、その場所から少し離れたところを押したときに圧痛がある場所だったり、皮膚が硬かったり逆に柔らかかったりしている反応部位を百会と誤認し、施術し、たとえ治効がみえてもそれは、奇穴か経験穴なのです。

　もし、その治療点を百会だと誤認してしまうと大きな誤解が生じます。Q10（p.19）で説明をしたとおり、経穴は十四経絡の点であり、それはまるで鉄道と各駅の関係と同じだと理解できます。流れる鉄道と、各駅は固定しており不変です。同じ理由で経絡の流注と経穴の位置もそれぞれ固有の場所にあるのです。したがって、そのときの状態によって経穴が移動することはないというのが私の考えです。

　経穴を使って治療するときは、必ず公認されている取穴法を守って取穴を行うようにしましょう。

Q13

中国で使っている鍼はすべて太く長いのですか？

太く長い鍼を常に使っている訳ではありません。

　約25年前のことですが、某テレビ局の昼間のバラエティー番組で、中国の気功と鍼が紹介されていました。最初、出演者の方々は気功の不思議な力を見て笑っていました。しかし、1本約25cmの長い鍼を提示された途端、一同は「えーっ！　怖い！」と叫び出し、それまでの笑顔が消え、真っ青になっていました。翌日、数人の友人の鍼灸師たちから「呉先生、中国で使う鍼って本当にあんなに太くて長いんですか！？」と質問が来ました。

　私はすぐに「それは大きな誤解ですよ。バラエティー番組ですから、視聴率を上げるために大げさな内容で作ったのでしょうね」と答えました。

　中国の鍼の太さは、26～34番鍼まであります。番号が大きくなるほど細くなります。日本鍼の3番鍼だと中国鍼の30～32番鍼に相当します。ただし、中国は国土が広いため、鍼を受ける習慣が地域によって違います。

　一般的に、中国は長江を中心にして北方と南方に分けられます。中国の北方は北京、天津などが代表的で、これらの地域では26番や28番の太い鍼を平気で使います。しかし南方の上海、杭州、蘇州、広州などを代表とする地域では、32～34番の細い鍼を常用しています。そのため、中国全土で太い鍼を使っているとは言えません。

　また長さに関しては、0.5～3.5寸のものがあり、施術部位により選びます。一般的には、顔面や頭部には0.5寸の鍼を使います。四肢の場合は1～1.5寸の鍼を使い、殿部、下腹部などの部位には2寸の鍼を常用し、ときどき3.5寸も使います。3.5寸の鍼を使用する際も、3.5寸すべて刺入することはせず、約2～2.5寸までの刺入で十分です。この長い鍼は、たとえば坐骨神経痛、脊柱管狭窄症の場合に使います。

　このように、中国でも、鍼の太さや長さの選択は、病証と施術の部位に応じて変

えています。常に太く長い鍼を使っている訳ではありませんので、メディアの情報に惑わされて、患者に不安が広がらないようにしてほしいものですね。

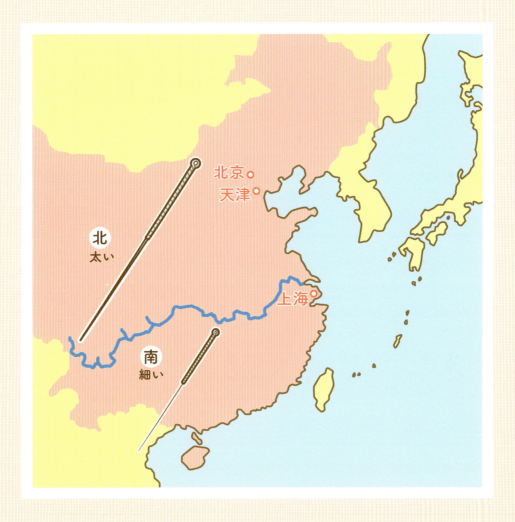

Q14

中国鍼と日本鍼の持ち方の違いはありますか？

中国鍼の持ち方は、刺し手のすべての指を鍼に対し90度に横にします。

　一般的に、中国鍼は切皮時にほとんど鍼管を使わないため、刺し手の指の力が重要となります。日本鍼より鍼体がやや太い物が多いため、鍼の刺入がしやすいのです。

　また、螺旋状の鍼柄も日本鍼と大きく違う点です（p.28）。そのため、鍼の持ち方が違います。中国鍼は各種補瀉手技を行うときに便利だと考えています。

　日本鍼の持ち方は、刺し手のすべての指を立てて鍼を持ち、刺入するのが一般的です。この持ち方だと捻転をするときに、鍼体が指の幅から離脱しやすいです。そのため、日本鍼を使うときには、捻転提挿または、複雑な補瀉手技を行いません。

　中国鍼の持ち方は、鍼に対して刺し手のすべての指を、90度に横にします。その形で鍼の捻転提挿が複雑なさまざまな手技を行います。この持ち方だと鍼の上下左右の変動を行っても鍼が指から脱落せずに自由自在に操作することができます。

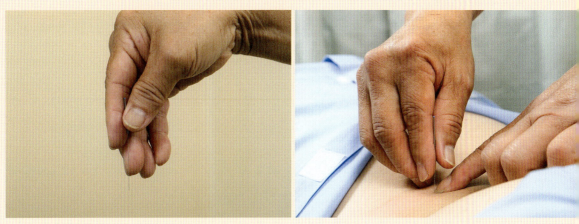

日本鍼の持ち方と刺鍼

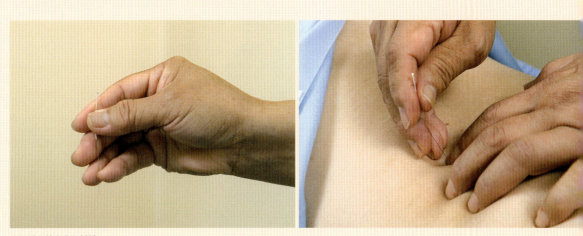

中国鍼の持ち方と刺鍼

Q15
なぜ、中国鍼を操作すると響きが出やすいのですか？

螺旋状の鍼柄に注目してみてください。

　なぜ、中国鍼を使うと鍼の「響き」が出やすいのかを、中国鍼の構造から考えてみましょう。中国鍼の特徴は螺旋状の鍼柄であり、日本の鍼と大きな違いがあります。このおかげで捻転がうまくでき、さらに捻転の幅、速度も自由自在に調整できます。

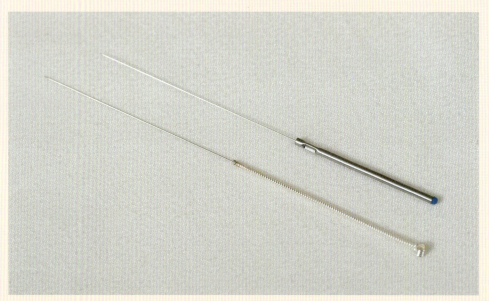

日本鍼（上）と中国鍼（下）

　さらに中国鍼は、複雑な補瀉手技である焼山火、透天涼法、龍虎交戦法、餓馬揺鈴法、鳳凰展翅法などの補瀉手技もうまく操作しやすいです。これらの手技を行う目的は、得気です。螺旋状の鍼柄でなければ複雑な手技を操作することができないため、鍼の響きが出にくい、または出せなくなるでしょう。

もうひとつ、響きのためには、刺し手の力と柔軟性も不可欠です。

　学生時代から刺し手の鍛錬は必要です。上手く捻転、提挿するために、何層もの新聞紙の紙板に鍼を刺し通す練習方法があります。繰り返し練習した後も鍼体が最初と同じまっすぐになっていれば合格です。また、綿で作ったボール状の練習台に鍼を刺し、捻転提挿を1分間で300回以上行い、鍼体を曲げずに最初の状態と同じになっているように意識する練習方法もあります。

　その他にも、水中に浮いているリンゴに刺鍼し、リンゴが傾かなければ合格というトレーニングもあります。

　そのように刻苦精進して練習を行うことで、螺旋状鍼柄の中国鍼をうまく操作することができ、鍼の響きを得やすくなるでしょう。

①刺し通す指の力を鍛える

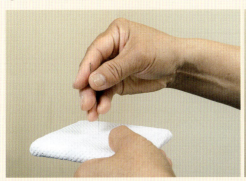

何層もの新聞紙を重ねてキッチンペーパーを巻いた紙の板に、鍼を刺し通す練習方法

②指の柔軟性を鍛える練習

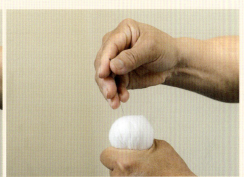

綿で作ったボール状の練習台に鍼を刺し、鍼体が曲がることなく捻転提挿を1分間で300回以上行う練習方法

③刺鍼時の安定感を鍛える練習

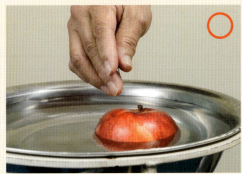

水に浮かべたリンゴに鍼を刺し、リンゴが傾かないように刺鍼する練習方法

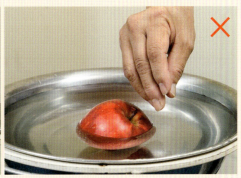

リンゴが傾いてしまったら失敗

Q16
刺激の強い太い鍼のほうが治療効果は上がるのでしょうか？

乱暴な強刺激ではなく、有効で、ソフトな刺激での響きを追求しましょう。

　太い鍼で強い刺激を与えれば必ず治療効果が上がる、というのは大きな誤解です。これは鍼の「響き」についての理解が間違っているため生じる疑問でしょう。

　中医鍼灸治療の場合、鍼の響きを強調します。「刺之要、気至而有効（鍼灸治療のポイントは響きがあれば有効である）」「気速至而速効、気未至不効（響きが早くくると治効も早く出る。響きがこなければ無効である）」という古訓があります。これは、古人が長期間の臨床により得た大切な経験であり、臨床での再現性が高いので、後世の私たちも無視できません。さて、果たしてこの響きは単に大きな捻転や深い刺入など、強い刺激をするだけで得られるのでしょうか。

　鍼灸治療はそんなに単純なものではありません。鍼の響きの取得には、病状に合う鍼手技を選択することや、鍼灸師の熟練した刺鍼手技が必要なのです。

　たとえば、合谷は常用の経穴であり、全身の気の関といわれています。顔面部の痛み、または痛証によく効きます。しかし、合谷に不適な強い刺激を与えても治療効果は出にくく、さらに数日にわたって虎口のあたりに痛みが残ったり、手指の屈伸が障害される可能性もあります。また、顎関節症によく効く経穴に下関がありますが、むりやり強刺激を与えても、顎関節の痛みを解消できず、逆に顎関節が硬くなって口の開合がさらに傷害されてしまう可能性があります。

　鍼灸治療では響きは重要ですが、上記のような不適切で乱暴な強刺激ではなく、有効で、ソフトな刺激を追求した方がよいと思います。

Q17

鍼を使う本数が多いほうが、効果が高いのですか？

決してそのようなことはありません。

　来日後、休日を利用して知人の鍼灸院を訪ね、治療の様子を見学させてもらったことがあります。患者は、慢性下痢と両膝および下肢の痺れを患っており、その友人は上脘、中脘、下脘、気海、天枢、足三里、陽陵泉、陰陵泉、三陰交、太渓、殷門、委中、承山、崑崙、内外膝眼および25個圧痛点を取り、数えると53本の鍼を打っていました。

　治療終了後、知人に「なぜ、鍼の本数をたくさん使ったのですか？」と質問をすると、その知人は次のように答えました。

　「患部が多いので、たくさんの鍼を刺すと、必ず病気に当たって効く鍼があるので、多数の鍼を使った」と……。私はやはりと思い「治療をしても病気に合う経穴の選択に迷ってしまい、また、鍼を刺しても効く自信がないのでしょう？」と、その友人に問いかけました。すると、その知人の顔色がみるみる赤くなり、「そうです」と小さな声で返しました。

　治療現場の実状を調べると、患部だけに鍼を刺すことや、患者の要求に応じ、あちこちを刺すことが多いです。経穴の作用、主治がわからないので、自分が覚えている経穴を好き勝手に使うことになっているのでしょう。とにかく1回の治療で多数の鍼を刺して、患者が満足することで自分も安心するようです。なぜ、鍼を使う本数が多い程、効果が高いという誤解が広まっているのでしょうか。

　私は、来日してもう30年以上になり、いくつかの鍼灸専門学校を転々として教鞭をとってきました。思い起こすと、誤解を生む原因がわかってきました。それは教育現場で経絡、経穴の教育が不十分であったことです。

　学校では経絡の授業時間数が少なく、さらに経穴の授業では、経穴の名前、場所、簡単な局所解剖知識および取穴法などを紹介しています。しかし、臨床で大切

なのは、「経穴を知った上で、経穴の適応症と、いつ使うか、どのように使うか、または、経穴と別の経穴を一緒に使う場合に新たな相乗効果があるのか」ということです。臨床で実際に使うための知識は教科書に書いていないし、熱心に紹介しないというのが現状です。とにかく、経絡経穴の授業は経穴の名称、場所と取り方、刺し方を覚えてさえいれば、テストで高い得点を取れる……ということが多いと感じました。

ところが十分に経穴を理解できていない学生が卒業後、鍼灸師の資格を取得して治療に入ると大変困り、迷うことが多いのです。鍼灸治療の効果は鍼の本数と無関係であり、病気を正しく把握したうえで、有効なポイントの経穴を取り、適当な手技を行うことが、より早く治効を得られる治療だと思い知るのです。

ここに、私のアドバイスを2点書きますので参考にしてみてください。

①経絡経穴は流注や内臓・五官を理解しておく

Q11（p.21）でも述べたとおり、経絡経穴の勉強は名前、場所、取穴法、経穴の局所解剖知識のみ覚えるだけではなくて、経絡の流注もしっかり覚え、各経絡の流注によりつながる内臓、五官を十分理解することが大切です。経穴の作用、主治範囲、経穴の組み合わせなどの実際に活用できる内容が鍼灸師にとって重要な基礎知識です。ぜひ真面目に学んでほしいです。

②多彩な刺鍼手技をトレーニングする

鍼灸治療が漢方薬の治療と違う点があります。漢方治療の場合は漢方の処方ができたら、治療ができます。しかし、鍼灸治療の場合には、経穴を取ってから具体的に刺鍼治療を施す必要があります。刺鍼時には切皮、刺入、置鍼、抜鍼を行えばよいだけではなく、治療効果を高めるため、鍼を刺入している際に捻転、提挿、搓法、震顫法、括法、導気法、焼山火、透天涼法などのさまざまな手技を行うことで、鍼治療の速効性が見え、効果も一層高くなります。鍼の本数の多少が治療効果を決めるのではなく、病証に合う少数の経穴を利用し、適当な手技を行うことでよい鍼治療ができるようになるのです。

Q18

「気至而有効」とはどういう意味ですか？

> 「刺鍼のポイントは響きを得ると治効がある」
> という意味です。

『霊枢』九鍼十二原編には、「気至而有効」と書かれており、刺鍼得気と治効の関係を述べています。これは「刺鍼のポイントは響きを得ると治効がある」という意味です。

鍼の治療はただ鍼を経穴に刺入するという簡単な治療法ではなく、鍼を経穴に刺入した後、それぞれの患者の病状（寒熱虚実）に合う刺鍼手技を行い、響きを得ればよりよい治療効果が期待できるとされています。

そのため、響きを得られているかどうかが治療効果の有無を決定するポイントとなります。響き（気）を得るためには、催気法（導気法）と調気法の2種類の手技があります。

催気法

催気法は、明代の鍼灸師、陳会が初めに提案をしたもので、「用右手大指、示指持針、細々動揺、進退、搓捻其針、如手顫之状謂之催気」と述べています。これは「母指と示指で鍼を持ち、細かい動揺、提挿の動作で、糸をこするように振動させる動きを催気法という」という意味です。この催気法は、操作時に小さな力で均一に提挿捻転し、経気を催促して響きをより早く得ることができる手技です。

なかでも導気法は、よく使う催気法の一種です。導気法については『霊枢』五乱編で、「徐入徐出、謂之導気」と初めて言及されています。すなわち「鍼を切皮した後、一定の深さまで刺入し、そこでゆっくり入れたり、抜いたり繰り返し、経気を誘導することで、響きをより早く得ることができる」という手技です。

調気法

　調気法とは刺鍼手技または、補瀉手技によって響きが病所に至ることを言います。楊継州（ようけいしゅう）の『鍼灸大成』には、「有病道遠者、必先使気直到病所」と書かれています。これは、「遠位取穴刺鍼時に、必ず響きを病所に届けさせる」という意味です。具体的な刺鍼手技には刺鍼の深浅、提挿捻転、および迎随などの方法があります。本書では催気法と調気法の一部の手技をPart3で紹介するにとどめ、省略します。

　響きをうまく得るためには、これらの方法を選んで使います。

　一旦響き（気）が至ると、臨床ではどのようなことが起こるのでしょうか。これを鍼灸師と患者の両面から見てみましょう。

　得気が出た場合、まず鍼灸師は鍼を持つ手でわかることがあります。元代の『標幽賦』（とうかんけい）では竇漢卿が得気の状態を「軽滑慢而未来、沈渋緊己至」だと述べています。これは、「鍼を施術しているときに、持っている鍼の手に魚を釣ったような沈・重・緊な感覚があれば響き（気）を得る」と言っています。逆に、空松感（豆腐に刺すような感覚）があると響き（気）を得ていないということです。いったん得気感が出れば痛みは軽減し、病状の緩和と消失が期待できます。

　患者は、いったん得気が現れると、ときに響きが経絡の流注に沿って伝わることがあります。たとえば、急性腰痛で前後屈伸ができない方に対し、人中に刺鍼をして導気法を行うと響きがでて、重・緊のようにこっている腰が軽くなり、痛みも軽くなります。前後屈伸も徐々にできるようになり、自力で帰宅できた人もいます。人中は督脈に属しており、刺鍼時に鍼の響きが人中から督脈の流注に沿って腰部の経気を疏通したからです。

　ちなみに、急性しゃっくり発作の場合には、内関に刺鍼し導気法を行います。鍼の響きがでてしばらくするとしゃっくりが徐々に収まることがよくあります。これは、内関は心包経の一穴であり開胸、理気、降逆（胸を広げて気を調え上行した気をおろす）の治効があるためです。

　これらのことから、得気は治効を得る大切なポイントであり、臨床で無視することができないことがわかるでしょう。臨床での具体的な例はPart3のQ26（p.49）で解説をします。

Q19

「同病異治」とはどういう意味ですか？

同じ病名でも異なる治療法で治すことです。

「同病異治」とは、同じ病名でも異なる治療法で治すことです。この治療の理念は、西洋医学とは異なる考えであり、中医学特有の考えの一つです。

違う病名に違う治療を行うのは普通ですが、なぜ中医学治療の場合は、同じ病名でも違う治療法で治すことができるのでしょうか。例を挙げて説明します。

下痢の症状がある患者の例を挙げます。

患者Aさん
慢性下痢、軟便、1日3〜4回。
腹部に張りや痛み、不快感がある。食欲不振。疲れやすい。時にめまいがして立ちくらみがする。
脈診：細・滑
舌診：苔白少膩

患者Bさん
慢性下痢、軟便、1日3〜4回。
食欲あり。腹部の張りや痛みがある。腹部に振水音がある。手足がむくみやすい。尿は1日2回と少ない。
脈診：数・有力
舌診：苔黄少津・舌質紅

同病異治の考え方

　Aさんは、慢性下痢、軟便に罹っていると同時に食欲不振、疲れやすい、めまい、立ちくらみなどの脾気虚による症状が現れています。そのため、Aさんの慢性下痢は、脾気虚弱運化失司によるものであり、補脾健運、止瀉（脾を補い脾の消化輸送機能を健全にして下痢を止める）の治法で脾兪、胃兪、中脘、足三里、三陰交、腹瀉（奇穴：臍下0.5寸）などを取り、灸頭鍼をするとより早く治すことができます。

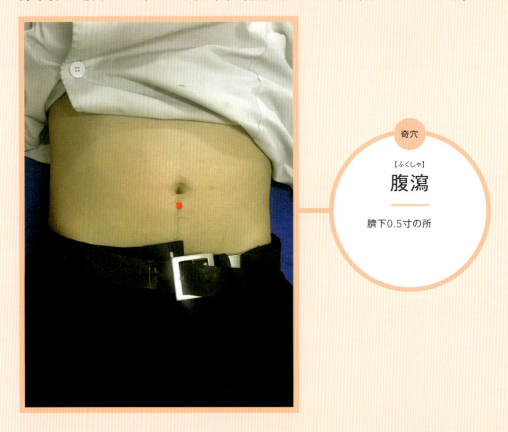

奇穴

【ふくしゃ】
腹瀉

臍下0.5寸の所

　一方、Bさんは同じ慢性下痢に罹っていますが、同時に腹部の振水音、むくみ、尿少など水湿停滞による症状を伴います。この場合は、補脾健運、止瀉ではなく、「利小便以実大便」という治法を行います。これは、脾虚による下痢ではなく、水湿停滞が脾胃運化を阻滞し起こす下痢の場合であり、小便を通利し、大量の尿液を排出すれば、停滞している水液が出て脾の運化も健全になり便が硬くなり、下痢を止めることができる、という治療法です。

　上述の例のように、同じ病名の場合でも、中医学の弁証論治により証を立てると、違う治療法で治すことができます。

Q20

「異病同治」とはどういう意味ですか？

異なる病名の場合でも同じ治療法で治すという意味です。

　異病同治とは、「異なる病名の場合でも同じ治療法で治すことができる」という意味です。これは、Q19の「同病異治」と同じで、病気に対する中医学の特有の考えと治療理念です。西洋医学の場合には、検査の結果によりいったん病名が確認できるとその治療法も決まります。いわゆる、一対一の関係です。中医学の場合に検査のデータを考えつつも、より大切なことは患者の全体像となります。

　中医学では、望聞問切の四診法と耳、爪の甲、人中などの特殊な診察により、患者の病状病態と体質を把握し、すべての情報を集めた上で、証を立てます。そして、立てた証に合う治療法（漢方薬、鍼灸、気功、薬膳）を行います。つまり、病名治療ではなく、弁証論治なのです。この弁証論治は中医学の真髄であり、異なる病名の場合でも同じ治療法を行うことがあります。例をあげて説明します。

患者Aさん
便秘症で、週に1回下剤を飲んで排便。口苦、口膩。顔色赤。腹部膨満で痛みがある。
脈診： 数・有力
舌診： 舌苔黄膩少津

患者Bさん
アトピー性皮膚炎で、全身熱感。痒み、特に顔面部が酷い。口苦。尿赤少。硬便。排便困難で3～4日に1回。
脈診： 数・有力
舌診： 舌苔黄少津・舌質紅

AさんとBさんは全く違う病名であり、西洋医学の治療をすれば、当然違う薬を投与します。

　しかし、中医学の弁証論治の視点から考えると、Aさん、Bさんも、ともに実熱証です。その理由は、Aさんの場合は長時間宿便が腸にあり、詰ってしまい、排便ができずに腸壁から宿便の水分が吸収され、便が硬くなり、排便が一層困難になっています。さらに腸内熱が発生し、腸内の熱で便秘がもっと強くなり、下剤を飲まないとなかなか排便できません。また、その熱が腸内から全身に拡散し、口苦、口膩、顔色が赤い、脈の滑・数、苔の黄膩などの全身熱証がみられます。治療では一日でも早く清熱排便法で治します。

　一方Bさんの場合は、アトピー性皮膚炎、全身熱感、掻痒感は実熱証です。なぜ、顔面部の熱感、掻痒感が特に強いのでしょうか。その理由は、硬便、排便が3〜4日に1回という点にあります。

　経絡の流注から考えると、手の陽明大腸経と足の陽明胃経の流注がともに顔面部に分布します。宿便が残り、さらに熱を作りその熱が全身に拡散し、口苦、尿赤、脈の数・有力、舌紅、苔の黄少津などに現れているのです。同時に熱の炎上性により手陽明大腸経、足陽明胃経に沿って顔面部に集まり、顔面部の熱感と掻痒は他部よりもっと酷くなることがわかります。そのため、宿便は実熱を作る重要な病因であり、一日も早く排便清熱法で治すことが必要です。

　上述の全く違う病名のAさんとBさんですが、中医学の弁証論治により同じ清熱排便法をすれば異なる病名を治すことができるでしょう。そのため、違う病名でも中医弁証により共通する病理病態を判明できれば、同じ治療法で治すことができるのです。

Q21
鍼灸治療や漢方薬は、整体、指圧、マッサージを併用すると相乗効果はありますか。

あります。それぞれの特徴を知り、積極的に組み合わせましょう。

　鍼灸と漢方薬は中医弁証に基づいている、2つの治療法です。鍼灸と漢方薬にはそれぞれに長所と特徴があります。

　鍼灸は、鍼、または灸を使って体の経絡経穴を刺激し、その刺激が経絡に沿って内臓の虚実、寒熱を調整し、体を元の陰陽平衡の健康状態に戻す治療です。

　一方、漢方薬は、漢方薬の四気（昇・降・浮・沈）、五味（酸・苦・甘・辛・鹹・淡も含む）により、内臓の寒熱、虚実、表裏を調整して、もう一度体を陰陽平衡にして、健康な状態に戻す治療です。

　鍼灸治療の特徴は、反応が早く現れることです。たとえば激痛や、一時の意識不明に対しては、漢方薬のジワジワ効く効果よりも鍼灸のほうが早いでしょう。

　しかし、漢方薬の四気、五味による補虚の治効は、鍼灸よりも具体的です。

　たとえば、陰虚、血虚の場合、漢方薬の当帰、大棗、地黄などを使えば、早く血虚の改善がみられます。しかし、逆に鍼灸治療で太渓、膈俞、三陰交などの陰虚、血虚に有効な経穴を使っても治効が早く出るとは言えません。

　したがって、慢性、難治性の疾病に対しては、鍼灸治療と漢方薬を一緒に併用することで、双方の長所を協調、発揮させることができ、患者の体質と症状がより早く改善するような最適な治療になります。

　運動系の疾患の場合は、よく鍼灸と整体、指圧、マッサージを併用します。理由は、指圧、整体、マッサージの治療は経穴（点）より刺激面積が大きいからです。鍼灸治療は経穴（点）に刺鍼して響きを与えて経絡に沿って疏通し、痛み、こり、痺れを治します。すなわち、「通則不痛」に対する治療です。

　この通則不痛に対し、点（鍼灸治療）と面（整体、指圧などの治療）、両方を使った治療法をすることで、運動系の痛み、こり、痺れに対し、より早く、活血祛瘀（血

流をよくし、瘀血を取り除く)、通絡止痛(経絡の気血の通りを改善し、痛みを止める)の治効が期待できます。

　臨床では、病状によって鍼灸と漢方薬、または鍼灸と整体、指圧、マッサージを適度に組み合わせることにより、より早く、そしてよりよい治効が得られるためおすすめです。

Q22

鍼麻酔という言葉を聞いたことがあります。どんなものなのですか？

鍼の手技で麻酔効果を出して、切皮手術を行う方法です。

　鍼麻酔とは「通常の硬膜外麻酔や全身麻酔ではなく、鍼を経穴に刺して一定の刺鍼手技を施すと、約20分後に麻酔効果がでてくる」というものです。患者は、完全に意識が覚醒した状態で、切皮手術をすることができます。患者に意識があるため、医者と対話ができ、手術中に自分の手術の感覚を示すことができます。

　鍼麻酔の場合、手術中、血圧、呼吸、体温などの生理値が安定します。また、腹壁筋肉が緩まることで内臓牽引反応も小さくなり、手術がより順調に早く完了することができるという特徴があります。

　私は、中国で胸部、上腹部、下腹部の循環器系、消化器系、泌尿器系、婦人科系などの手術に対して、鍼麻酔を行い、手術に成功したことがあります。

　たとえば、胃部分、十二指腸切除術ならば内関、合谷の左右二穴で行います。

　鍼で切皮した後、導気法で20分施術します。すると、消毒した皮膚をピンセットで挟み上げても痛みがなくなっていきます。患者から「腹部に痺れを感じる程度で、麻痺していて痛みは全く感じない」という表現が出たら、手術を開始します。

　胆のう摘出術の場合、通常の麻酔を使うと、手術時間が2時間半以上かかるところ、鍼麻酔を用いることで、約1時間半で縫合し、手術が終了することが多いです。これは、患者の意識が覚醒していて、全身の筋肉がリラックスしていて、内臓牽引抵抗も軽いので、手術の時間が大きく短縮できるためです。

　鍼麻酔は臨床において各科の手術で成功しましたが、なぜ数本の鍼を刺し、一定の手技を施すだけで麻酔の効果がでるのか、その生理、生化、組織学の科学的証明はできていません。今後、鍼灸師や研究者による探求で解明されていくことが期待されます。

Part 2 鍼灸と中医学の基礎知識

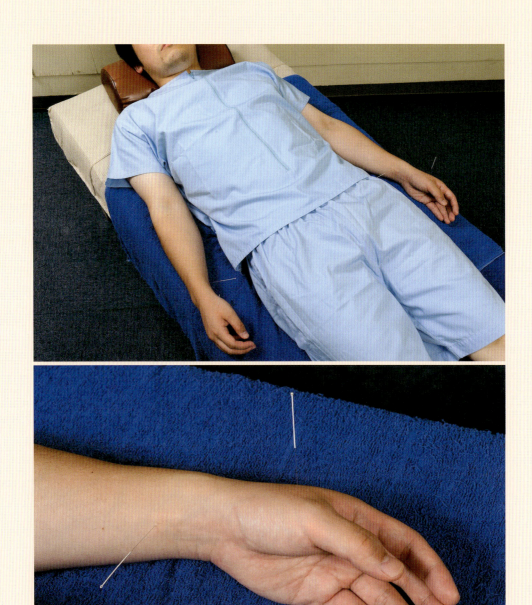

鍼麻酔のイメージ。左右の合谷・内関に刺鍼し、導気法で20分施術を行う

Part 3

鍼の臨床への質問

Q23

鍼の置鍼時間はどのくらいが適当なのでしょうか？

15〜30分が望ましいでしょう。

　『霊枢』脈度編には全身の経脈の長さの合計について、「十六丈二尺」という記載があります。これは、一息で気が6寸行くとすると、全身を巡るのには270息が必要で、1分間の呼吸が18息として計算すると、気が全身を巡るのに約15分となるという意味です。

　また、『霊枢』営衛生会編には「営は脈中に在り、衛は脈外に在り、営周して休まず、五十にして復た大会す……衛気は陰を行くこと二十五度、陽を行くこと二十五度、分ちて昼夜と為す」とあります。これは、陰（夜）も陽（日中）も25周するのに12時間かかるということで、つまり営衛が1周するのには、およそ30分かかることになります。

　以上の2つの古典から、「気が全身を巡る時間が15分」と、「陰陽が全身を巡る時間が30分」という説があることがわかります。

　そのため、経穴へ刺鍼して効果を出す時間の目安として、気の問題がある症状は15分、陰陽の問題がある症状は30分が適当であると考えられます。そして、大体の人の症状は、気と陰陽の問題が複雑に混ざり合っていることが多いので、置鍼の適当な時間は15〜30分となるのです。

　ただし、もちろん疾病の性質・部位・正邪の盛衰・体質の強弱・年齢・刺鍼手技などの要素を考慮したうえで、調整していく必要はあります。

Q24
刺鍼深度はどのくらいが適切でしょうか？

部位によって違います。
古人の経験、解剖学からも考察し、患者の状況をみて臨機応変に対応しましょう。

　刺鍼の深さにおいて、古訓では「胸背如紙、腰腹如井」という言葉があります。古人は鍼灸治療の実践により臨床経験を探求し、「胸部と背部の刺鍼は紙の薄さ、腰部と腹部の刺鍼は井戸の深さ」と比喩したのです。つまり、胸部背部には、重要な内臓があり、筋肉も薄いので紙に刺すように浅く刺した方がよいということです。逆に、腹部と腰部は、筋肉が厚いため井戸で水を取るように深く刺してもよいということです。

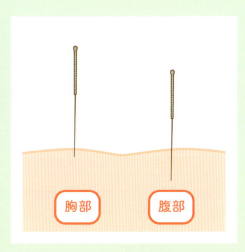

　この古人の経験を参考にしながら、現代の解剖知識を考慮したうえで、刺鍼の深さを検討すると、鍼の深さの活用法を一層広げることが可能になります。その可能性において、3つの例を挙げます。

①胸部の経穴

普段胸部の経穴を直刺するときは、0.1～0.2寸程度ですが、刺鍼の角度を変えれば0.3～0.5寸は可能になります。たとえば、膻中は切皮後鍼尖を下方、または上方に向けて胸骨体に沿って沿皮鍼（p.47）をすれば、1寸でも可能です。これは、逆流性食道炎などに効きます。

②腰部の経穴

腰部の経穴には通常は、1～1.5寸の深さで刺鍼します。しかし、脊柱起立筋の厚さを理解したうえで行えば、華陀挟脊（奇穴。p.126）に対して刺鍼する際、鍼尖を椎間孔に向けて刺入すれば、2寸以上の深さも可能になります。これは椎間板ヘルニア症、脊柱管狭窄症などに効きます。

③患者に合わせて深さを変える

3つ目は、患者の病状、体質、体力および刺鍼の補瀉手技などを考えて、刺鍼の深さを考えるということです。一般的には、高齢者、女性、体が弱い方、慢性虚弱な方、または補法を施すときには、浅く軽く刺鍼します。成人の場合、急性、実証、痛証であれば適当な深さで刺鍼してもよいです。

つまり刺鍼の深さは決められているわけではなく、臨機応変な対応が必要だということです。

Q25
直刺のつもりで刺したのに斜めになるときがあります。どうしたらよいでしょうか？

鍼が斜めになってしまうのは、いくつかの原因が考えられます。

　刺鍼の角度は、刺入する皮膚面に対する鍼の刺入角度により、①直刺②斜刺③横刺④沿皮刺の4種類に分類できます。直刺とは、刺入する皮膚面に対して、鍼を90度に刺入する方法です。斜刺とは、刺入する皮膚面に対して、鍼を約45度に刺入する方法です。横刺とは、斜刺よりさらに角度をつけて刺入する方法です。
　沿皮刺とは、鍼を皮下組織に沿って刺入する方法です。

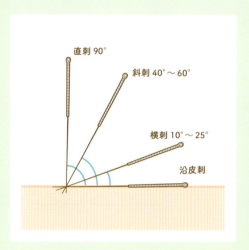

　「直刺のつもりで刺したのに斜めになるのはなぜか」、理由とともに解決策を解説しましょう。1つ目の理由は、この後のQ39（p.73）の「お腹に鍼を刺す時の注意点」にも関連する話です。
　お腹などの敏感な所や、患者の精神状態（過緊張）によっては、治療中に筋収縮を引き起こします。その状態で刺鍼すると、切皮痛や、刺入時に痛みを与える原因

になります。たとえ刺鍼できたとしても、筋収縮を起こしているため、鍼灸師側が直刺で刺しているつもりでも、曲がったり、斜刺になってしまうのです。そのため、治療前の説明や、リラックスして治療を受けてもらう環境をつくることが大切になってきます。

2つ目は、「呼吸に合わせられているかどうか」です。

患者の呼吸に合わせた刺鍼、つまり「患者が息を吸うときにお腹がやや膨らむので、そのときにうまく切皮、刺入する」ことが大切です。もし、患者の緊張によって呼吸が乱れている場合は、無理やり切皮、刺入すると痛みが出て、直刺のつもりで刺したのに、鍼が斜めになる原因になります。

3つ目は、単純に施術者のテクニックの問題です。

ポイントは押手、鍼管です。押手は刺鍼動作の時に鍼や鍼管をまっすぐ保持し、刺鍼動作を安定させる働きがありますが、押手が不安定だと、当然、鍼管も不安定となります。その状態で切皮すれば、鍼が斜めになってしまうことがあります。そのため、鍼管をしっかりと皮膚と密着させ、切皮、刺入すると直刺できます。

これらの解消法は、①施術者は、刺入する際に雑念を捨て、精神を集中する、②施術者は、刺入の際に無理のない体位で、リラックスした状態で行う、③よい材質の鍼を使用する、の3点です。

この3点を意識して行うことによって、直刺のつもりで刺した鍼が斜めになってしまう原因を解決できるでしょう。

Q26

「気が至る」とどんなことが起こるのか、詳しく教えてください。

鍼の響きを得た段階と、患者の反応、鍼灸師の手の感覚をしっかり理解しておきましょう。

　何度か解説してきたとおり、中医鍼灸治療において、響き（得気）は基本理念であり、「気が病所に至る」「気が速く至れば速効する」「気が至らなければ効果はない」という古説がある程、重要です。しかし臨床において、どのような反応があると「気が至っている」ことなのかを、しっかりと理解できていなければ意味がありません。

鍼の響きの有無と効果

　患者の病状、体質、刺鍼手技などの素因により、響きには下記の6種類の段階があります。

①刺鍼の全過程に響きがある。
　⇒このような場合はかなり効果が高いと言えます。

②刺鍼の最初、響きがあったが、その後は響きが消える。
　⇒響きを増加させる手技を追加すれば、効果が高くなります。

③最初、響きはなかったが、刺鍼中に響きが出てきた。
　⇒響き自体は出ているため、効果は徐々に現れます。

④最初、響きはなかったが、その後、響きが出現した。しかし再び響きが消えた。
　⇒置鍼時間を長くすると効果があります。

⑤刺鍼の全過程中、響きはあったりなかったりする。

⇒置鍼時間を長くすると効果があります。

⑥刺鍼の全過程中、まったく響きが出ない。
　⇒効果はあまり期待できません。

ここで響きについて、「無月経」に対する実際の治療を例に、説明しましょう。
　月経が毎月きちんと来潮することは、女性にとって大切なことです。しかし、実際に月経が来潮せずに困っている女性は少なくありません。月経が来潮しない病症に対して、鍼灸治療は有効です。よく使う経穴は上仙（奇穴）、中極などです。

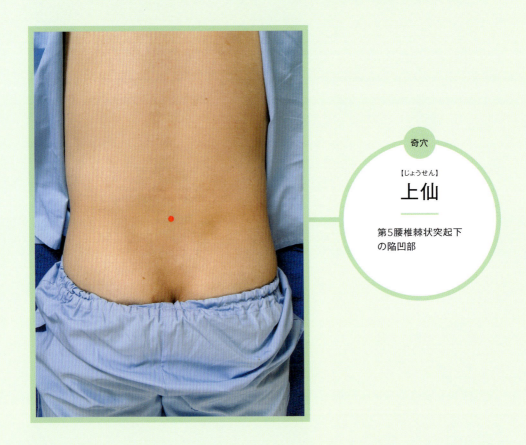

奇穴
【じょうせん】
上仙
第5腰椎棘状突起下の陥凹部

　この場合、上仙を取穴し、切皮後、鍼尖をやや下方に向け1.5寸刺入し、捻転瀉法を行います。その後、灸頭鍼を施します。中極には排尿後に取穴をし、切皮後、鍼尖をやや恥骨に向けて1.2寸刺入し、導気法を行います。その後、灸頭鍼を施します。

この治療中、「鍼の響きが上仙から骨盤内に入って、子宮を動かすような感覚」や、「中極より外生殖器にまで伝わって膣をけいれんさせるような感覚があった」と患者から言われたことがあります。この場合、上仙と中極への治療が無月経に対して効果があったことがわかります。このような反応こそ「得気があり、気が病所に至り効果が出た」と言えるのです。

鍼灸師の刺手の感覚
　一方、鍼灸師側が鍼を操作している時に、「刺手に響きを感じること」について、『標幽賦』では、「軽・慢・滑の感覚が来ず、沈・渋・緊の感覚が至る（気が至るとは、魚が釣れて、えさを飲み込みこれが浮き沈みするようなものである。気が至らなければ、閑処幽堂の深邃のような感じである）」と述べています。
　鍼灸治療の場合、刺鍼手技や各種の補瀉手技を上手に行うと、刺手は得気の響きがはっきりわかると思います。これこそが、気至の臨床での表現なのです。

Q27

響かせる手技、または響きを増加させる手技を教えてください。

導気法、持続運鍼法、間歇運鍼法、括法、鍼向法などがあります。

　繰り返しますが、中医学における鍼灸治療は、鍼の響き（得気）を追究しており、「気が病所に至る」「気が至れば効あり」という基本理念を順守しています。
　そのため「得気」→「気が病所に至る」→「効あり」という理論から実践までを体得する必要性があります。
　ここでは響かせる、また響きを増加させる手技について述べます。
　まず最初に、響かせる手技の基本要素として、鍼灸師は雑念を捨て、意識を鍼に集中させ、うまく切皮する必要があります。鍼は刺入するときに一定の幅（スピード、リズム、強さ）で、捻転しながら提挿します。
　切皮後に響きを増加させる手技は、一例として、以下のようなものがあります。

①導気法
　鍼の補瀉を追究せず、一定の幅でゆっくり入れたり、抜いたりを繰り返し操作します。

②持続運鍼法
　刺鍼後一定の時間を決めて、繰り返し提挿捻転します。

③間歇運鍼法
　置鍼の状態のときに、数分おきに1回の捻転提挿します。

④括法
　母指の爪で、鍼柄を擦ります。

鍼柄から鍼体に向けて、または鍼柄と鍼体の接合部から鍼柄末端に向けて擦ります。

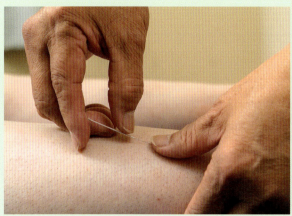 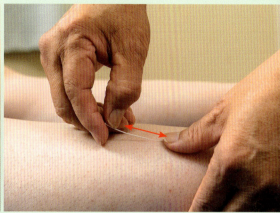

⑤鍼向法（迎随）

　鍼尖を上向きに鍼刺すれば、鍼の響きは上へ行きやすくなり、逆に鍼尖を下向きに鍼刺すれば、鍼の響きは下へ行きやすくなります。

　これらの手技は臨床でよく使用するので、紹介しました。非常に効果的なので、おすすめです。

Q28

導気法の意味と操作のポイントを教えてください。

補瀉を追求しないで経絡の流れを誘導、強化するのが導気法です。

　得気（響き）を得る方法には、「催気法」があり、その代表的な手技が「導気法」です。導気法は鍼の補瀉を追究せず、「徐に入れて、徐に出す」を一定の幅で繰り返し操作します。この「徐に入れて、徐に出す」手技によって経穴を刺激し、経絡の経気の流れを誘導、強化するのです。

　操作中、刺し手に徐々に沈・緊・渋のような感じがわかると、導気法の成功が確認できます。古くは『霊枢』五乱編に提起されており、「徐に入れて、徐に出す。これを気を導くと言う。補瀉に形になく、これを精を同じくすると言う。これ有余、不足に非ざるなり、乱気の相逆するなり」と記されています。

　臨床では、次の場合に導気法の使用が有効となります。

①現段階で病気が虚か実か確認できない場合。
②刺鍼後、得気感が不明な場合。
③刺鍼後に得気感をより速く、上手に経穴から病巣に伝えたい場合。

この場合には、導気法を用いるとよいでしょう。

Q29

刺鍼の途中で鍼を刺す方向を変える方法を教えてください。

よく使う刺鍼転向法を紹介しましょう。

　臨床では、経穴や部位によって危険を回避したり、効果を高めるために鍼を刺す方向を変える必要があります。

　危険を回避する経穴や部位とは、たとえば、風府の深層には小脳延髄槽や小脳があるため、非常に危険な区域です。また、背部兪穴の刺鍼の際の気胸など、誤った鍼の角度によって医療事故を引き起こすこともあります。さらに、腹部に灸頭鍼を行う場合、呼吸や筋収縮などによって斜刺になってしまうと、やけどをしてしまうため、必ず直刺の状態で行わなければなりません。これらの危険を回避するため、状況によって鍼を刺す方向を、刺鍼中に変えなければなりません。

　鍼を刺す方向を変える方法として、よく使う刺鍼転向法を紹介します。

　刺鍼転向法は、目的の深さまで刺入した鍼を皮下まで抜き上げ、刺入の方向を変えて再び刺入する方法で、腹部や殿部に使用することが多いです。

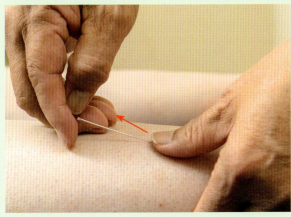 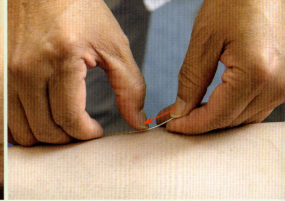

刺入した鍼を皮下まで抜き上げ、刺入の方向を変えて再び刺入する

鍼灸治療は得気（響き）と治療効果が密接に関係していると古くから言われています。

　具体的には、たとえば、坐骨神経痛の治療は、殿部の坐骨神経と隣接する経穴を刺して、足先へ響きが出ると効果が高いです。このとき、響きが足指先へ届かないとなると、鍼の方向や角度を変える必要があります。そういった場合に刺鍼転向法を用いる必要があると言えるでしょう。

Q30

陰経刺法の意味と操作のポイントを教えてください。

足の三陰経にある左右同名穴に対して同時に両手で小さい幅で速く捻転を行う、陰虚火旺に最適な手技です。

　陰経刺法は、陰虚火旺（陰液を消耗して虚火が亢進する証）に対する最適な手技です。まず足の三陰経における左右同名経穴（太渓、復溜、太衝、三陰交など）を取ります。

　操作方法は、切皮後、得気（響き）を得たうえで、同名穴に対し両手で、同時に小幅かつ速い速度（1分間に260回以上）で連続的な捻転を3分間行います。

　上述の経穴に刺鍼した場合の響きは通常、局所あるいは足底、足指に向かって行くことがよく見られます。ところが、陰経刺法を行うと、刺鍼した経穴から上行し、膝にまで鍼感が行くことがよくあり、さらに上行して鼠径部や腹部へ達する場合もあります。

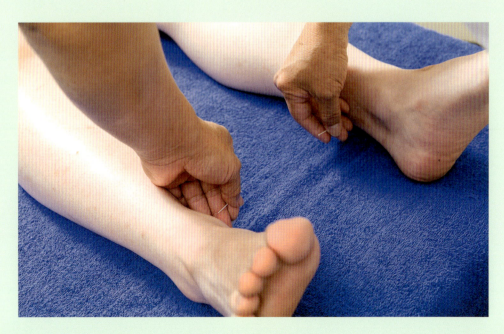

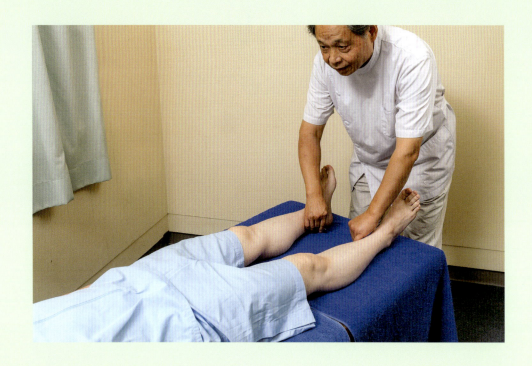

　陰虚火旺の場合、陰虚によって陰液が不足し、五官を潤すことができず、目、咽喉頭、口、唇の乾燥などの症状がみられます。

　また、虚火が上炎することによって、乾燥の症状がさらに悪化し、患部の発赤、発熱が起こります。太渓、復溜などの経穴に陰経刺法を行うことにより、響きは上行して陰液が経絡の流注に沿って上昇し、五官を潤すことができます。

　そのほか、「上の病は下に取る」という意味もあります。足の三陰経の下部の経穴を利用して、誘導作用によって上部で燃えている虚火を下行させて「引火帰原」する意味を持ちます。そのため、滋陰降火（陰液を滋養して火を降ろす）の効果があります。

Q31
鍼灸の治療を受けた直後、患者の体調が悪くなることはありますか？

脳貧血と灸あたりの可能性があります。

臨床において鍼灸後の不良反応は2つ考えられます。

脳貧血

脳貧血は刺激により反射的に脳小動脈が収縮し、脳への循環量が減少することで起こります。座位、または立位でかつ、不安状態や緊張状態にある患者に多いです。または不眠、空腹、疲労のときに強い刺激を加えると起こりやすいです。症状としては、顔面蒼白、冷汗、悪心、嘔吐、血圧低下、一過性の意識不明などがあります。

患者が脳貧血を起こした場合には、まず風通しのよいところで横になってもらい、安静な状態をとってもらいます。

その後、熱湯を飲ませる、またはチョコレートを食べさせます。そのときに患者の血圧と脈拍を測ります。通常の場合、一過性のことなので、狭心症などの持病がなければ数分間安静にしておくことで、脳貧血の症状が治まり、元気が戻るはずです。もし、数回血圧を測っても低いまま上がらない、心拍数が多い状態が続いていれば、念のために急いで病院へ連れて行く必要があります。

灸あたり

灸の刺激量の過剰などにより全身倦怠感、脱力感などが起こります。灸あたりが強いと、さらに頭重、めまい、悪寒、発熱などが起こり、日常生活に支障をきたす場合もあります。もし灸あたりがあるようならば、治療を中止し、安静に休んで1日を過ごしてもらい、体力の回復を待ちます。

Q32

治療中、「痛い」と訴える患者と痛みを訴えない患者がいるのはなぜですか？また同じ患者でも痛みを訴える部位とそうでない部位があるのはなぜですか？

響きと痛みの区別、丁寧な治療で、切皮痛や不要な痛みは防げます。

　刺鍼時の痛感とは、患者の主観的な反応です。痛感については次の3点を究明する必要があります。
　1点目は、響きと痛みを区別することです。
　痛みは日常生活で起こる諸感覚のひとつです。病気、けが、注射などによる痛感は、人の脳内に強烈な印象が残っています。しかし、鍼灸治療の場合に、鍼の刺激により起こる感覚は痛みを含み、脹り、重み、痺れなど混合している感覚です。これは鍼の響きです。初めて鍼灸治療を受ける方、緊張しやすく、敏感な方は、鍼の響きが出たときに、日常生活で体験した痛感と鍼の響きを区別しないまま、まず脳内から日常生活中で体験された痛感を思い出し、「痛い！」という言葉を発することが多いです。
　しかし、鍼灸治療の前に鍼の響きの様子、および治効とのよい関係を丁寧に説明し、患者が理解、納得すれば、鍼の響きが現れた時に、患者の反応は痛いではなく、「効いているな」と思うようになります。
　2点目は、刺鍼の切皮段階での痛感で、いわゆる、切皮痛です。
　なぜ、切皮痛は生じるのでしょうか。それは、鍼管を使う場合には刺鍼部位に密着していない状態で切皮してしまう、または、切皮時の打鍼において1回で強く打ったり、微力で鍼に当たらない程度の打鍼をするなどのことがあると、切皮痛を生じさせる可能性が高いです。

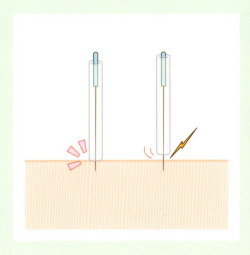

　3点目は、鍼を刺入するときの乱暴なやり方によるものです。たとえば、切皮後に一気に深層まで刺入してしまうと痛みが生じやすいです。その原因は鍼の刺入により次々と組織に当たってしまうことがあるからです。急速に刺入すると、鍼尖が血管、神経を避けられず、鍼尖が直接血管、神経に当たり激痛が生じてしまうことがあります。また、刺鍼手技の時に鍼灸師の操作が未熟なために起こる痛みもあります。たとえば、捻転時に鍼の速度、幅が一定にならずリズムがとれないと刺鍼手技による痛みが出やすいです。
　以上の3点が刺鍼時に生じやすい痛みの原因です。
　刺鍼時に痛みを生じさせないように、上述の原因をきちんと究明し、取穴から鍼管をしっかり施術部位に密着させ、丁寧に打鍼、刺入し、緩やかに手技を行うとよいでしょう。

Q33

鍼や灸をしてはいけない部位や注意すべき場合はありますか。

あります。次の場合、または次の部位は要注意です。

1. 妊娠している場合

鍼刺激は陣痛を誘発する可能性があるため、妊婦さんへの施術は要注意です。特に妊娠初期の3ヵ月ぐらいまで、または流産歴のある方には慎重に行ってください。

妊娠初期は、下腹部や腰仙部への施術は禁忌です。3ヵ月以降も、下腹部と腰仙部はできるだけ使用せず、かわりに食事療法、軽い体操、気功などを行うように指導します。三陰交、合谷、肩井、崑崙などの経穴は、子宮を収縮させて流産しやすくなることがありますので、施術は要注意です。

2. 悪性腫瘍

腫瘍への直接刺鍼は避けるべきです。しかし、QOL（生活の質）を高める目的での、疼痛やその他の症状に対する鍼灸治療は、症状の軽減が期待できます。

3. 出血性疾患の場合

出血性疾患、凝血性疾患には、鍼灸は用いるべきではありません。

4. その他刺鍼を避けるべき部位

新生児の大泉門、外生殖器、乳頭、眼球、急性炎症患部などへの刺鍼は避けます。

5. 刺鍼で要注意な経穴

雲門、肩中兪は気胸の恐れがあるため、また鳩尾は大動脈に近いため、要注意です。また、内関、太渓、大陵、少海は大きな神経に接する経穴なのでこちらも、要

注意です。

6. 施灸で要注意な部位
　直接灸は顔面、腱、大血管のある部位に用いるべきではありません。

Q34

内出血しやすい経穴はありますか。

血管に注意をしなければならない経穴があります。

　頭や顔面は、毛細血管が多く集まっています。そのため、顔面部の経穴を刺すと出血しやすいです。ただし、顔面に限らず、人によっては経穴のところに血管が走っている場合があり、そのようなときは、微妙に経穴の位置をずらして血管を避けて鍼を打つ必要があります。

　一気に深く速く刺入すると、隠れた血管が逃げることができず、血管を刺してしまって、傷つけて出血させてしまうことがあります。

　刺入途中に患者が激しい痛みを感じた場合は、鍼尖が血管、腱、または、神経に当たっている信号なので、それ以上深く刺すのはやめましょう。

　または、刺す方向を変えると、不要な出血を防ぐことができます（p.55）。

　つまり、解剖医学的な知識の理解がないまま乱暴に鍼を打ったり、患者の反応を無視して必要以上に深く打ちすぎることが、出血の最大の原因です。

　それでは、内出血しやすい経穴の例を解説しましょう。

①太陽（奇穴）

　太陽は側頭部にあり、眉の外端と外眼角を結んだ線の中点から後ろ1寸の陥凹部の経穴です。臨床では使用頻度が高く、頭痛、片頭痛、めまいなどを主治とする経穴ですが、側頭筋膜の静脈網、頬骨眼窩動脈・静脈が走行しています。

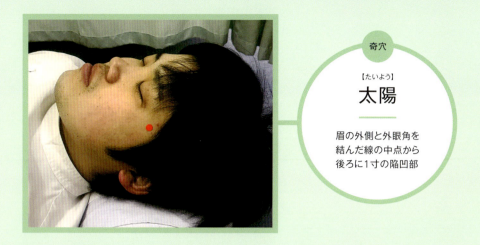

奇穴
【たいよう】
太陽
眉の外側と外眼角を結んだ線の中点から後ろに1寸の陥凹部

②印堂（奇穴）
　印堂は眉間の中央部にある経穴です。鎮静、安神作用などの効果があり、高血圧、不眠、などを主治とする経穴です。眼角動脈・静脈の枝が走行しています。

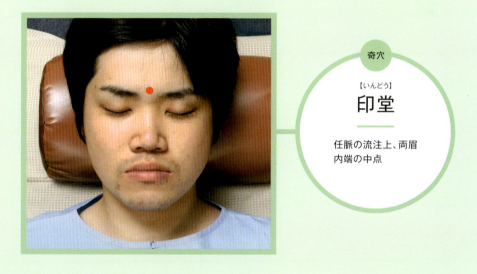

奇穴
【いんどう】
印堂
任脈の流注上、両眉内端の中点

③百会
　百会は前髪際を去ること5寸、後髪際から7寸のところにあります。または、両耳を折り曲げた耳の尖端を結んだ線の中間点で、督脈と交叉するところにある経穴です。安神、醒脳、開竅、昇提、陽気などの効果があるため、頭頂痛、めまい、不眠、健忘、耳鳴、脱肛、中風などを主治とする経穴です。左右の浅側頭動脈・静脈、左右の後頭動脈・静脈吻合が走行しています。

　このほかにも、出血しやすい経穴はありますが、解剖学をしっかり理解して、血管をできるだけ避けた状態で刺鍼することが、出血のリスクを減らすことにつながります。

Q35
切皮の時に痛みが出る理由を教えてください。また、解消法はありますか？

切皮時の痛みにはいくつかの理由がありますので、切皮痛を減らすポイントを覚えておきましょう。

　切皮とは、皮膚に接している鍼尖によって皮膚表面を切ることです。切皮の方法により切皮痛の有無に関わります。
　また、患者に与える安心感も切皮によって左右されるため、切皮の知識を丁寧に説明することが大切です。切皮痛を減らすポイントは以下の通りです。

1．切皮時の速さ
　切皮の速度が速すぎると刺す力が強く入りすぎ、鍼尖が曲がったり、痛みを与える原因になります。また、遅すぎると刺す力が弱くなるため、皮膚が切れずに患者に痛みを与えることになります。

2．押手をしっかりつくる
　押手とは刺鍼動作時に鍼や鍼管を皮膚に対して垂直に保持し、安定した刺鍼を保証するものです。押手をしっかりつくることができなければ、鍼や鍼管を安定して保持できなくなり、皮膚がたわんで切皮時の痛みを引き起こします。

3．鍼管を安定させた状態で皮膚に密着させる
　Q32（p.60）でも伝えたとおり、たとえば、皮膚に鍼管がしっかり密着した状態で鍼を刺入していければ、切皮をうまく行うことができます。しかし、鍼管が皮膚に対して不安定な状態（鍼管が斜めになっていて密着が不十分）で刺入すると、当然鍼で切皮ができずに痛みが引き起こされます。

4. 経穴を理解して使用する

　経穴をしっかり理解して使用し、鍼を打つ本数をできるだけ減らすことは、切皮痛のリスクを減らします。経穴を理解していない状態で治療しようとすると、おのずと経穴の使用数も多くなります。すると、鍼を打つ本数も増えることになります。鍼を打つ本数が増えれば切皮の回数も多くなるため、切皮痛のリスクが上がります。

　そのため、経穴がどのような特徴や作用を持っていて他の経穴と組み合わせると相乗効果があるのかを考え、理解することが必要です（兪募配穴など）。

5. 鍼灸師の集中力と責任感

　切皮時には仕事に集中し雑念を捨てて、リラックスし、責任感を持ちながら切皮するのが重要です。

Q36
鍼の刺入途中で痛みが出ないようにするには、あらかじめどのような点に注意すればよいですか？

解剖学的な知識を理解したうえで、確認しながら刺入するようにしてください。

　ここでは、循環器系の病気をはじめ、消化器や精神神経系の病気の治療にもよく使う経穴の一つである「内関」を例に挙げて説明します。

　治療をする前段階として、解剖組織や正しい経穴の取り方をしっかりと理解する必要があります。

　内関の奥には、正中神経が分布しています。また、内関は長掌筋腱と橈側手根屈筋腱の間で、大陵の上方2寸に取ります。もし不十分な解剖知識や誤った経穴の取り方をして刺入をしてしまうと、鍼尖が正中神経に当たって指先へ電気が走るような感覚を感じたり、腱に鍼が当たって、激痛を引き起こす場合があります。

　対処法として、しっかり腱の間に鍼管を当て、切皮後の刺入はゆっくりと捻転しながら提挿するのがよいです。

　0.3寸くらい刺入したところで、いったん鍼を止め、様子を観察します。ここで問題なければ、正中神経に当たっている可能性は低いので、さらにゆっくりと捻転しながら刺入していきます。内関への刺鍼は、刺入速度が速い場合、鍼が直下の正中神経に当たるリスクが大きいことが考えられます。

　上述のことを意識して行えば、他の経穴でも、鍼の刺入途中で起こった問題に対して正しく対応できるのです。

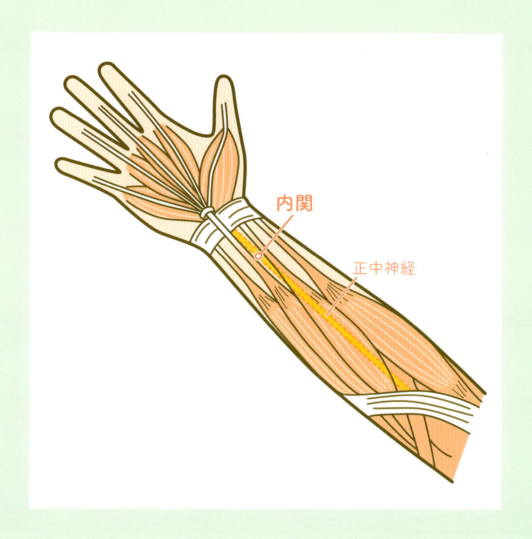

Q37
万が一、刺鍼途中に痛みが起こってしまった場合、対処法はありますか？

痛みの原因を究明して、適切に処置しましょう。

　刺鍼途中に痛みが生じた場合には、まず痛みが起こる原因を究明しなければなりません。臨床では、痛みを起こす原因は以下のものと関わることが多いです。
　1つ目は、血管、神経、あるいは内臓器官に直接鍼尖があたった可能性が高いときです。その原因は、切皮後、捻転しないまま一気に、そして急速に刺入するという、乱暴な刺し方によるものが多いです。捻転をしながら、ゆっくりと刺入していけば痛みを防ぐことは十分可能です。もし痛みが出てしまった場合は、抜鍼をする、もしくは鍼を少し引き上げて方向を変えて鍼を刺すことは可能です。
　2つ目は、鍼灸師の鍼の操作が未熟で刺入の補瀉手技が不当な場合によく起こります。たとえば、捻転時に捻転の幅と速度が一定になっておらず、急速、大幅な捻転をし、その後、指が疲れ、減速、小幅な捻転になるなどといった乱暴な操作をすると、痛みの原因になりやすいです。
　どんな補瀉手技でも一定の力、速度、リズムで行うことで、よりよい刺激が出て、患者も受け入れやすく、効果も出やすいです。常に補瀉手技のトレーニングをしっかりと行っておくことが大切です。
　3つ目は刺鍼途中に滞鍼が起こることです。滞鍼を起こす原因として2つのことが考えられます。一つは捻鍼を行うときに、施術者が同じ方向に向けて繰り返し捻転をした結果の痛みです。同じ方向に向けて行う捻転は、筋繊維が鍼に硬く巻きついて、痛みが生じます。
　もう一つは、いったん滞鍼が起き、患者がその情報を知ると一層緊張状態となることで痛みがひどくなるということです。滞鍼を解消する際に最もよくない対応は施術者が慌てて抜鍼してしまうことです。この時、無理矢理力を入れて抜鍼しようとしても鍼は抜けませんし、痛みも一層ひどくなります。最悪の場合、無理矢理な抜鍼による

折鍼が起こります。
　滞鍼の対処法は、まず施術者が落ち着いて、患者に「姿勢はそのままを維持してください。鍼は抜けるので安心してください」と説明をして、患者の協力を得たうえで、以下の対処を行います。

　①鍼の周囲の皮膚を軽く撫でて押し、緊張している組織を緩めてから、母指と示指で鍼を挟みながら軽く抜くと、滞っていた鍼が徐々に抜けます。

　②滞る鍼の付近にもう1本鍼を刺し、軽く捻転すると、滞る鍼を自然に緩めることができます。その後、母指と示指で鍼を挟みながら軽く抜くと、滞っている鍼は徐々に抜けます。

Q38

抜鍼後の出血の対応はありますか？

鍼を抜くときにしっかり止血をしましょう。

　経穴に鍼を刺すと、たまに出血を引き起こす場合があります。さらに、微量の出血や、アザのように紫色になったり、まれに出血部位が腫れたりするなどの場合もあります。なぜこのようなことが起こるのでしょうか？

　出血の原因は、抜鍼時に止血を怠ったことです。そのため、抜鍼時には、消毒綿で皮膚を拭くだけではなく、30秒程度しっかりと圧迫する必要があります。もし出血してしまい、なかなか治まらない場合は、すぐに出血部位を冷やすのが効果的です。

　出血があった場合、出血から1日（24時間）経過したら、温熱療法に切り替えて、毎日3回患部を温めます。温熱療法のやり方は、2枚の蒸しタオルを用意し、タオルの温度が下がったら随時交換し、毎回10分程度温め続けます。

　通常の出血の場合、2～3日で痕が消え、長くても1週間で消えます。痕が消えれば、組織の回復がより速くなります。

　以上の点に注意すれば、大量の出血やアザになることは避けられるでしょう。

Q39

お腹に鍼を刺すときの注意点はありますか？

腹圧を軽減し、患者がリラックスした状態をつくることで、安全に刺鍼できます。

　日本人は胃腸が弱い人が多いです。
　その原因はさまざまありますが、日本は島国であり、総じて湿度が高いため、過度の湿気が胃腸の働きをさまたげることも一因でしょう。
　その他にも、冷たい物や焼き物といった消化しにくい物が好まれたり、調理法がシンプルで、生のまま、あるいは生に近い形で提供されるものも多いです。また、「食べ放題、飲み放題」による暴飲暴食、つまり飲食の不節制もあります。偏食になりやすい外食や、はしご酒の習慣も胃腸の働きをさまたげ、発病因子となる「湿」を生みやすくなります。
　偏った食生活を若い頃から続けるとやがて胃腸は慢性的に弱った状態になりやすいです。こうした症状に対しては、腹部の水分、中脘、天枢など経穴の使用頻度が高いです。
　ここではお腹に鍼を刺す時の注意点を説明します。
　お腹の場合は特に、鍼灸治療の恐怖を解消するため、治療前に患者にしっかり説明することが重要です。
　水分、中脘、天枢などにどのくらいの深さまで刺入し、鍼の響きの様子やどのような効果が期待できるのかなどを施術者は詳しく理解しながら患者に説明することが大切です。また、腹部に刺鍼する前に口を軽く開け、呼吸は普通にするように伝えます。
　口を開けることにより腹圧を軽減し、患者がリラックスした状態をつくることができ、

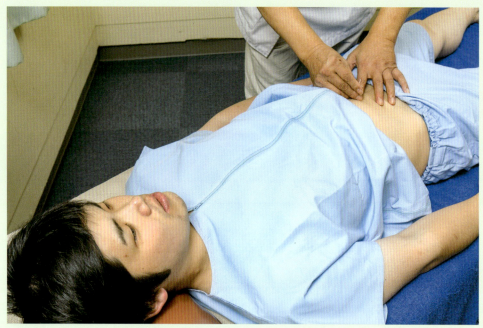

口を軽く開けてもらい、リラックスした状態をつくる

スムーズかつ安全に刺鍼することができます。

　ここで水分への刺鍼方法を例として挙げ、説明をしましょう。

　水分には腹壁動脈、静脈が分布し腸系リンパも密集しているため、大きな幅の提挿は禁止です。

　また、ゆっくりと捻転しながら刺入するのが安全です。

　水分にゆっくりと捻転しながら刺入する際、深部に伝わる刺激によって、奥の組織である腸の動きが始まり、鍼尖が届く前に、腸が動いて隙間が作られます。その空間のおかげで、鍼は腸と腸の間の空間を無事に通過することができるということが、私が以前行った鍼灸の動物実験の結果から判明しています。

　このことから臨床では、腹部への刺鍼はゆっくりと捻転しながら刺入するのが安全だということがわかります。逆に一気にすばやく刺入すると、鍼が腸に刺さる危険性が避けられません。

　来日後のある日、私はある友人から「臨床で水分を刺している途中に突然腹部の激痛が起きたり、抜鍼後も長い時間にわたって激痛が残ることがある」と、相談を受けたことがありました。よく考えてみると、その原因はこれらのことと関係しているのではないかと思われます。

Q40
お腹に刺した鍼が呼吸により揺れてしまいます。その対処法はありますか？

丁寧な説明と刺鍼で、鍼は安定させられます。

　お腹に刺した鍼が呼吸により揺れるのはよくみられることですが、原因は大抵以下の2つです。1つ目は腹部の緊張と収縮です。
　腹部は敏感な所であり、通常、指で触れると腹部の皮膚がギューと収縮して緊張することが多いです。特に女性で、精神状態が不安定な患者に多いでしょう。また、鍼灸治療の場合では、鍼に対する恐怖心を持つ方や鍼の経験がない患者にも多いです。そのため、腹部の経穴を施術する前に、鍼の刺し方、響きなどを丁寧に説明する必要があります。いったん患者が鍼を理解して、納得すれば腹部の経穴に切皮刺入しても順調に行えます。こうすることだけでも、鍼を安定させることができるのです。
　2つ目に、鍼灸師の技術面によるものです。
　そもそも鍼管がまっすぐ立たないまま切皮してしまうと、失敗の始まりです。また、刺入時にゆっくりと捻転せずに急速に挿入することも失敗につながります。腹部の解剖構造から考えると、表皮、皮下組織、脂肪、腹筋などは一層一層重なっています。急速に挿入すると尖鋭な鍼が次々と組織を貫通していき、それと同時に各層の組織が鍼の強い刺激を受けるため急激な収縮が起こります。そのため、置鍼時に鍼が呼吸によって揺れてしまいます。
　上述の鍼の揺れを起こす原因が分かった上で次の対処法を取るとよいでしょう。
　まず、患者に腹部刺鍼の諸事項を丁寧に説明します。そして、患者の理解と納得を得た上で、Q39のとおり、切皮の前に患者にやや口を開けてもらって自然に呼吸をするようにお願いします。その際、口をやや開けてもらい、自然に呼吸してもらうことで腹部の内圧が下がり、腹部がリラックスして切皮しやすい状態になるのです。
　その後、鍼管をまっすぐ立てて切皮し、鍼管を抜き、切皮した鍼の鍼尖の方向を

調整し、ゆっくりと捻転しながら刺入していけば、置鍼時の鍼も直刺の状態を保って揺れなくなることがほとんどです。落ちついて対処しましょう。

Q41
百会を取るとき、百会および周囲を指で押して、一番気持ちよい所を取れば百会を取ったと言えるのでしょうか？

それは百会の周囲の圧痛点であり、百会とは言えません。

　経穴には正しい取穴法があります。
　『霊枢』背兪編には、「ツボの位置を調べるには、指で押さえてみることである。痛みが緩和するところがツボである」と記されています。これは、人類が最初に行った阿是穴治療と言えます。つまり、「体表のある場所を指圧することで、その痛みを解消することができるだけでなく、さらにその部位を圧痛点として、診察に結びつける」と書いてあるのです。
　しかし、このようなツボの取り方をしてしまうと、通常の経絡経穴治療とは全く違う、圧痛点治療となります。そのため、経穴を取り、治療する際、経絡流注上の経穴を正しく決められた方法で取らなければいけません。
　百会穴の取り方には、2種類の方法があります。1つ目は、同身寸法で、頭部の正中線上、前髪の際より5寸、後髪の際より7寸のところに取ります。これが正式な取り方です。
　ところが、前髪の際・後髪の際がはっきりしない場合、たとえば全脱毛症などの場合は百会を取る簡便法を使います。簡便法では、耳を前方に折り曲げて、両耳の尖端を結んだ線の中間点で、督脈と交叉するところを取るというものです。

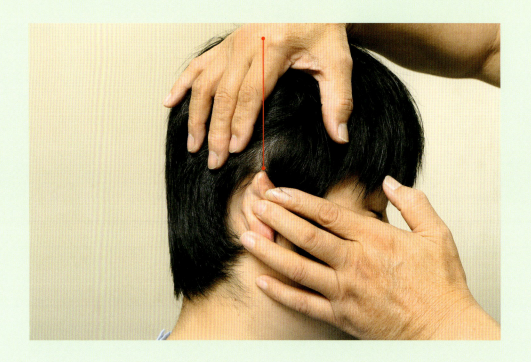

　臨床において、いずれの経穴においても、簡便法による取り方をしたところは、必ずその経穴に定められた寸法で検証しなければなりません。
　一致すれば、その簡便法で取ったところを該当する経穴と認めてよいですが、もし一致しなければ、正式な取り方のほうが安心です。

Q42

足三里の臨床での使い方を教えてください。

足三里には「補中益気」の作用と、「通調胃気」の効果があることを意識して使いましょう。

　足三里といえば俳人、松尾芭蕉が灸を据えて旅をしたと言われていますが、臨床において使用頻度がかなり高い経穴であります。『素問』鍼解編には「所謂る三里なる者は、膝を下ること三寸なり」と指摘されています。

　「里」とは邑、居住、集会、通達の意味があり、手三里と区別するために、「足」の字をつけて足三里と命名されました。足三里は陽明胃経の合（土）穴であり、刺鍼の補瀉手技によって補（虚）と瀉（実）の両面で効果が現れます。

　ここでは足三里はなぜ、補中益気の作用と通調胃気の効果の両方があるのかを説明します。

①補中益気の作用、効果について

　補中益気とは、中気（脾胃の気）を補い、元気を補充するという作用です。

　胃は脾の表裏関係にあり、胃と脾が協力することによって食べ物をうまく消化、吸収できます。

　また、胃は水穀の海で、後天の本でもあり、気血を生じる本です。そのことから足の陽明胃経は多気多血の経絡であると考えられます。

　その中でも足三里は合（土）穴であり、脾胃は土に属し、土は万物の母であり、気血を生じる源です。

　そのため、足三里に補法あるいは灸法を行えば、強い補気の効果が期待できます。つまり、足三里は強い補気作用を持ち、脾胃の働きを促進させることができ、脾胃が十分に働けば、気血をたくさん作ることができるのです。

②通調胃気の作用、効果について

　通調胃気は、胃気を調えてよくするという作用です。

　胃は「通降を以て順となす」と言われており、胃は胃気の下行によって消化後の残物を腸に輸送します。その下行、輸送する力があるからこそ、腸内のガスや残渣を体外に排出することができるのです。

　上記のことは、足三里が足の陽明胃経の下合穴であるとの関連していることが理解できるでしょう。下合穴は体の下肢にある経穴で、『霊枢』邪気臓腑病形編には「滎、輸は外経を治し、合は内腑を治す」と指摘されています。

　ここでいう「合」とは、六腑の下合穴であり、「内腑」とは体内の六腑の病のことであります。つまり、下合穴は六腑の病を専門に治療する経穴であることが強調されているのです。

　下合穴は六腑の実証を治す専門穴であり、通調胃気の効果があります。六腑は胃、胆、小腸、大腸、膀胱、三焦を含み、それぞれ中腔性の構造であり、物を流通する場所です。

　いったん滞り、詰ると病気が発生します。そのため、六腑の病は実証が多いです。つまり、足三里は実、虚つまり補法や瀉法としての両面を持ち、手技の使い分けにより、よい治療効果が得られます。臨床の場合には弁証をしたうえで、補法であるのか、瀉法であるのかをしっかりと理解する必要があります。

Q43
一穴に違う刺激を与えると、全く違う反応を起こすということはありますか？

あります。
足三里の例で見てみましょう。

　Q42でも解説をした、臨床でよく使う、足三里を例にして説明してみましょう。足三里は足陽明胃経の合土穴であり、胃の下合穴でもあります。そのため、胃腸の病によく効きます。胃腸消化系の症状には、便秘と下痢がよくみられます。便秘と下痢を起こす原因は、たくさんあります。病理病態から考えると、便秘は腸の蠕動が遅くなることで起こります。または、腸の蠕動が起こらないことで起こります。

　一方、下痢は、便秘と正反対の症状で、腸の蠕動が過速になることで起こります。

　便秘を治療するときは、足三里は胃の下合穴と考えます。Q42のとおり、『霊枢』邪気臓腑病形編には「合治内腑」と指摘されています。これらの内腑は胃腸、大腸、胆、膀胱、三焦の六腑であり、合は六腑の下合穴です。また、下合穴は六腑の病の専治穴であり、六腑の働きは、「伝化物而不蔵」、つまり「消化された飲食物を輸送し排出する」ことです。そのため、胃腸の働きが弱くなると、消化された飲食物が輸送、排出できず、詰まってしまうと実証になります。そのため、下合穴である足三里を取って瀉法すれば、便秘（実証）を治すことができるのです。

　それに対して下痢の場合は、胃腸の虚弱により腸の蠕動をコントロールする力が弱くなることで起こります。つまり、腸の蠕動が加速し、消化される飲食物を一気に伝達排出するので下痢が起こるのです。そのため、胃経の合土穴である足三里を取り補法、または温灸をすれば、よりよい止痢の治効がみえます。特に慢性虚証の下痢の場合、足三里の治効は顕著です。

　この足三里の例で、同じ経穴に違う刺激を与えると、全く違う反応を起こす力があるということがわかると思います。

　ちなみに、臨床研究では足三里の、胃、大腸の蠕動に対しての作用も分かっています。

1959年、中国で胃電図とX線を利用して、胃腸運動を観察する報告がありました。218例の健康男性がX線検査を利用し、胃蠕動の変化を観察した臨床研究では、元蠕動亢進の方は鍼灸治療後に減弱し、通常の運動に戻り、元蠕動緩慢の方は、鍼灸治療後に蠕動が活発になり、通常の運動に戻ることができました[1]。

　また、60例の急性、慢性胃炎の臨床研究では、体表胃電図を利用し、鍼を刺した足三里の前後には胃電図の頻率と波幅にも、同じ経穴で全く違う反応を起こす様子がはっきり見えました[2]。

1）汪照川ほか.刺鍼による胃蠕動の影響.北京医学院鍼灸経絡研究資料.1959;(1);16.
2）周逸平ほか.刺鍼による人の胃電図の影響.刺鍼研究.1983;8(2):125.

Q44
圧痛点治療はどんなときに使うと有効なのですか？

スポーツ外傷および筋肉関節の痛み、もしくは内臓病による反射痛の場合に有効でしょう。

　圧痛点治療については、古典にも載っています。

　唐代の孫思邈という大鍼灸名家が『千金要方』19巻に次のように記しています。「呉蜀多行灸法、人有病痛即令捏其上、若里当其処、不問孔穴、即得便快或痛、即云"阿是"灸刺皆験」。これは、「臨床で患部や体を押したとき、そのポイントが敏感なところであれば、患者から自然にアーという声が出るときがある。これが圧痛点の阿是穴の名称の由来である」という意味です。元代の鍼灸名家王國瑞も『玉龍歌』で、「不定穴、又名天応穴、但疼痛便針」と記しました。これは、「痛証に対して、経穴ではなく、その反応点を刺す。この反応点は天応穴といわれる」という意味です。

　このように、圧痛点は古代から利用されており、治療に役立てられています。また、現代では、解剖生理学と鍼灸治療の関係を研究することにより、圧痛点治療は、運動系の疼痛に役立つだけではなく、内臓疾病にも効果があることが分かってきているようです。次の例をあげて紹介します。

　胆のう結石、胆のう炎などによる痛みの治療には、胆のう痛に反応する圧痛点である胆嚢点（奇穴）に施術します。

　私は15歳の回虫症による胆のう炎の患者を治療した経験があります。胆のうの激しい痛みは抗生物質や鎮痛剤の注射は全く効かず、患者は激しい痛みによりTシャツを破り、大きな声で叫びます。西洋医学の治療では限界となり、医師の手術の提案には家族が猛反対するので、鍼灸治療の診察要請がありました。私が患者の脈を診ると弦・大であり、舌診は黄膩燥でした。腹診は右側梁門、期門に圧痛がありました。さらに足の胆嚢点には強い圧痛があり、しばらく押すと痛みが軽くなるような反応がありました。

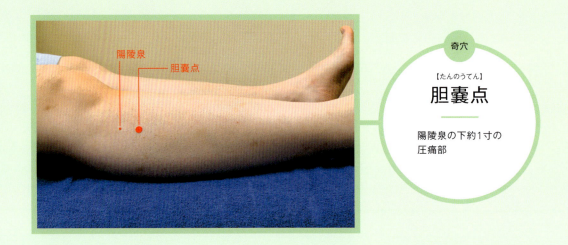

奇穴

【たんのうてん】
胆嚢点

陽陵泉の下約1寸の圧痛部

　そこで、両側の胆嚢点に刺鍼し、20分間導気法を行うと、患者の叫び声は消え徐々に落ち着いていきました。「痛みはどうですか」と聞くと、患者は「痛みは大分減り、体が疲れて眠い」と答え、そのまま静かに寝てしまいました。この例からみれば、圧痛点治療は臨床に広く活用することができると考えられます。
　圧痛点治療は、以下の場合によく効くことが多いです。

①スポーツ外傷および筋肉関節の痛みの場合。しかし、急性の場合には圧痛点がわかっていても直接刺さない方がよいでしょう。この場合は、圧痛点の周囲の腫れている組織の周りに囲刺法（p.87）をして、刺鍼した部位に円筒灸をします。囲刺法とは、腫れているところまたは外傷の圧痛部位の周囲に4本鍼で沿皮刺する治療法です。囲刺法をするとより速く痛みや腫れを軽減させることができます。慢性の場合であれば、圧痛点に直接刺す、または灸頭鍼を追加することでより有効です。

②内臓病による反射痛の場合。この場合の圧痛点を探すときは、病所より一番遠隔の四肢部にある圧痛点を探します。そして、反応が一番明確な圧痛点に刺鍼し、導気法を行います。

　臨床では、以上のことを考えながら圧痛点治療を有効的に使いましょう。

Part 4

灸と特殊な鍼への質問

Q45

灸と鍼の使い分けはどのようにしていますか？

それぞれの特徴を理解して、臨機応変に使用しています。

　臨床において、鍼と灸を一緒に使うことはよくあります。しかし、鍼と灸の使い分けは実際にどのようにすればよいのでしょうか。
　こうしたとき、「鍼は灸よりも治効が高いのでしょうか」あるいは、「鍼より灸のほうが適当なのでしょうか」、という質問が出てきます。これらの質問を考える前に、まず鍼と灸のそれぞれの特徴と効き目から考察していきましょう。
　まず、鍼の特徴です。一般的には、刺鍼の際の刺激、または証に合うさまざまな手技を行うと、鍼の響きが経絡の流れに沿って遠方の器官および内臓に伝わり、その響きによりさまざまな治効が現れます。そのため、器官および内臓の虚実が調整できます。
　また、筋肉、関節、腱鞘などの運動器系に問題がある場合に病の局所に刺鍼すれば消腫止痛（浮腫を改善することで痛みを止める）の効果がみえます。鍼を刺すとき、特に囲刺法、排刺法、連鍼接気法などの手技を行った際、または、患部や周囲の組織に置鍼するときに、体は患部に残っている鍼を異物だと認識し、大量の白血球が集まってきます。その結果、白血球の貪食作用により患部の炎症が抑えられ、発痛物質の除去も起こります。そのため、臨床での関節炎、筋肉痛、腱鞘炎の刺鍼治療が有効なのです。
　次は、灸の特徴です。灸に使う材料はヨモギの葉です。ヨモギの葉は、漢方の生薬の一種であり、温経通絡（経路を温通して寒邪を除去する）、活血止痛（血行を改善して痛みを止める）の作用を持ちます。女性の月経痛に効く艾附暖宮丸は有名な方剤です。また、ヨモギの葉は強い芳香性を持ち、鎮痛効果も顕著です。灸の場合は、半米粒大灸、灸頭鍼、棒灸、箱灸などの灸法があります。灸を行う際に、ヨモギの葉が燃えるので、温熱の刺激が患部または経穴を刺激し患部を温めて、血流

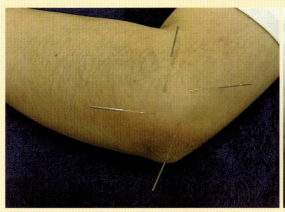
囲刺法：腫れているところ、または外傷の圧痛部位の周囲に4本鍼で沿皮鍼します。

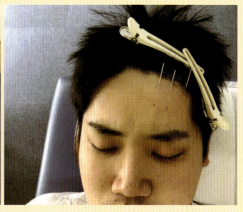
排刺法：一穴を中心とし、両側にそれぞれ1本鍼を刺鍼します。

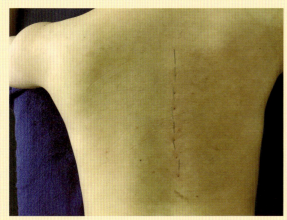
連鍼接気法：経絡の流注に沿って1本1本順番に連接した状態で沿皮刺入します。

がよくなり滞っている瘀血の分散と移動ができます。そのため、温経通絡、活血止痛の治効が発揮されるのです。

　また、温灸の力で経穴を刺激し、ソフトな響きが遠方に伝わることで、内臓が整えられます。さらに習慣性流産の方には関元への箱灸をすると止血安胎の効果があります。

　このように臨床においては、鍼と灸の特徴を考えて、灸か鍼かを臨機応変に選ぶとよいでしょう。

Part 4　灸と特殊な鍼への質問

Q46

円筒灸と灸頭鍼の使い分けは
どのように行うべきでしょうか？

やけどをしやすい部位に対しては
円筒灸はあまり使いません。

　まず円筒灸と灸頭鍼のそれぞれの特徴について紹介します。
　円筒灸とは、もぐさを紙筒に詰めたもので、もぐさと皮膚との間に紙筒の空間を作って使用する灸です。特徴としては、施術部位が円筒で密閉状態なので熱の伝導効率がよく、もぐさの量が少なくて済みます。
　また、円筒の大きさ、もぐさの量などを変化させることにより、刺激量の調節が可能です。施術後の皮膚が黄色に着色され、もぐさ成分の効果が期待できます。

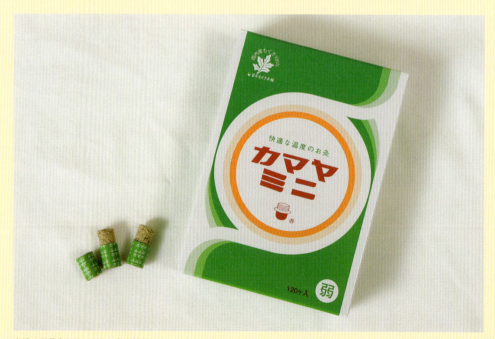

当院の円筒灸はカマヤミニ灸を使用しています

灸頭鍼は、鍼柄にもぐさを巻き付けて燃焼させる灸です。燃焼温度が高く、燃焼時間も長いという特徴があります。輻射熱の効果だけではなく、鍼の熱伝導もあり、経穴および周辺を温めます。やけどをしないために、必ず鍼を垂直にして行います。さらに、患者には決して動いたりしないよう指示します。

　円筒灸は灸頭鍼に比べてもぐさと皮膚との間隔が短いので、やけどには要注意です。また、腹部は他の場所よりも過敏なので、円筒灸をするとやけどしやすいです。

　その場合、円筒灸の代わりに、灸頭鍼や生姜灸などの隔物灸、箱灸、棒灸を症状に合わせて使用することで、安全かつよい効果が期待できます。

　逆に過敏で深刺ができない手足末端の井穴には、円筒灸をするとよいでしょう。

　例をあげて説明すると、喘息や咽喉頭の病は少商、不正出血や経血量過多などには隠白、肝胆の病などは大敦に円筒灸を行うと、よりよい効果が期待できます。

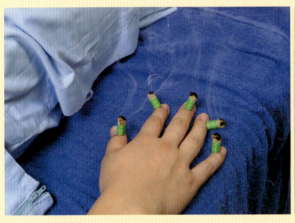
手の井穴への円筒灸

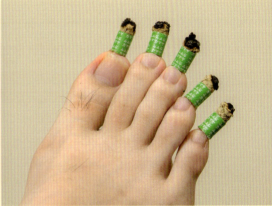
足の井穴への円頭灸

　灸頭鍼は主に、督脈の使用頻度が高いです。督脈は「諸陽の会」であり、陽経の代表です。背は陽にあり、経絡の分布からみると、背部には足の太陽膀胱経、その外側に足の少陽胆経があり、正中には督脈があります。督脈は陽気が集まるところで、陽性の経絡です。この場合は円筒灸よりも燃焼温度が高く、燃焼時間の長い輻射熱を持つ灸頭鍼の方が治療効果はあります。

　円筒灸と灸頭鍼の使い分けをうまくできれば、安全で正しい治療を行うことができるでしょう。

Q47

一つの経穴に灸は何壮しても よいのでしょうか。

陰邪強盛陽気不足の際は、患者が灸の熱さを 著しく感じられるまで据えても構わないです。

　灸は、熱刺激で陽気を補い、体にある内源または外来の陰邪（寒・湿痰・瘀血など）を除き、気血の流れをよくし、新陳代謝を活発にし、免疫力を改善するなどの効果があり、臨床でよく使われます。

　灸の壮数は熱刺激の量に関与します。必要な熱刺激の量は患者の体調、すなわち体の陰陽バランス状態で決められます。

　元陽気不足、または（内外）陰邪が強い場合には、灸の量、あるいは壮数を増やす必要があります。なぜなら、陽気が足りない体には内部に陰邪を生じやすく、外来陰邪も犯しやすくなり、さらに陰邪が陽気をもっとも消耗するからです。そのため、陽気を補い、陰邪を除く効果がある灸の量を増やす必要があります。

　逆に元陽気旺盛、陽邪（熱、火）が強盛している、または陰虚火旺、陰虚陽亢（陰液を消耗し、陽気が制約されずに亢進している）の場合には、その病因病理、体質、体にある陽邪の強さと部位によって、相関のあるツボに灸を行います。または、灸の量と壮数を減らします。

Q48

灸を熱く感じないという患者がいます。
それだけ体が悪いということでしょうか？

一概にそうとも言えません。

　一般的に、陽気虚の人、または内源性・外来性陰邪（寒・湿痰・瘀血など）が強盛している場合、灸の熱さを感じなくなりやすいです。これは体調が悪いとも言えますが、これだけが原因ではないでしょう。以下、2つの現象が考えられます。
　1つ目は、温度の感覚には個人差があるということです。いわゆる温覚閾値です。その閾値が高い人は熱さに鈍感で、普通の人と同じように灸をしてもあまり熱く感じないのです。
　2つ目は、気候や生活環境や生活習慣などの変化から、熱さの感じ方も多少変化があるということです。たとえば、人の陽気は、夏より冬が深く沈む、または寒さに対抗するために体を温めようとして、より多めに消耗されます。灸をしたときに体表の陽気が普通より少ない場合は、熱さも一時的に感じにくくなります。
　このような状況を加味すると、一概に体調が悪いからとは言えません。個人的な特徴としての反応や、季節・環境の変化への対応が影響しているとも言えるでしょう。

Q49

灸でやけどをしやすい体の部分はありますか？

皮膚が薄い部位、肌が弱い患者は要注意です。円筒灸が使いづらい場合も気をつけてください。

　灸をする際、患者の体位は患者にとってなるべく楽な状態で行うことが望ましいです。

　しかし、仰臥位での下腿外側、内側（陽陵泉、太渓など）への施灸は、斜面に施灸することになり、円筒灸などを施灸しづらいため、やけどをする可能性が高まります。これは、円筒灸の密着が不十分、もしくは肌と密着する部分が組織の変形を起こしているなどの場合が考えられるためです。その場合は、無理に施灸するのを避けます。

　その他、皮膚が薄い部位、肌が弱い方、化膿しやすい部位（胸、腹部、下腿部、足背部など）、皮膚病の患部、顔面部への直接灸は避けた方がよいでしょう。

　どうしても施灸をする必要がある場合は、棒灸や隔物灸などのソフトな灸をすれば、やけどのリスクを軽減できます。

Q50

患者がもし灸でやけどをしたら
まずどのような対処をしたらよいですか？

まずは冷却します。

　灸での熱傷は、ほとんどの場合、Ⅱ度熱傷までだと思われます。Ⅰ度熱傷では、皮膚の発赤、疼痛、熱感を示しますが、水疱は形成しません。Ⅱ度熱傷では、症状として皮膚の発赤、疼痛、熱感などがあるだけでなく水疱を形成します。

　対処法としては、まず冷却することが肝心です。痛みが治まるまで冷やし、十分に消毒、乾燥させた後、軟膏やクリームを塗って様子を見ましょう。

Q51

灸でやけどをした場合、してはいけないことはありますか？

テープなどを貼って、密閉しないようにしてください。

　やけどの際は、やけどの部位が治癒するまでは施灸してはいけません。より早い段階で水疱を消毒し、破って水をきれいに出します。この後、患部をしっかり乾燥させることがより早く治癒するポイントです。もし逆に患部にテープなどを貼り密閉してしまうと、化膿を起こし、膿液が組織の深層まで浸透して治りにくくなってしまいます。そのため、患部にテープなどを貼らずに乾燥させることが大切です。

　また、汗をかきやすい、糖尿病などの患者は化膿しやすいため、十分に気をつけるように、より丁寧に注意を促しましょう。

Q52

円皮鍼の操作のポイントはありますか？

ピンセットをうまく使いこなしましょう。

　円皮鍼とは、細く短い置き鍼のことです。現在はシール付きのものが普及しています。操作のポイントは、ピンセットでリングやシールの部分をつまみ、皮膚に鍼尖を当て、瞬間的に垂直に力を加えて刺入するところです。刺入後、シール付きでない場合はリングの部分が充分に覆われる大きさの絆創膏を上から貼り、皮膚を固定します。抜鍼時は、必ずシールや絆創膏を持ちあげるようにして、静かに剥がします。

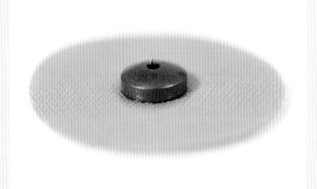

　円皮鍼を行った患者への説明として、
・刺入部位をむやみに触ったり、擦ったりしないこと。
・シャワーは差し支えないが、貼付部位はこすらないこと。
　の2点は注意事項として説明しましょう。また、鍼を皮膚に貼っている間は清潔保持に努めます。

Q53

皮内鍼は、いつ使うとよいですか？

関連痛の鎮痛や病所からの誘導作用に用います。

　皮内鍼は、刺鍼に角度をつけて刺入できる置き鍼です。円皮鍼よりも弱刺激ですが、患者の感受性によっては強刺激として作用する場合があります。たとえば、幼児や極端な過敏体質者、衰弱した重症患者などに対しては強刺激として作用することが多いです。反応としては、刺入付近の重だるさや不快感で、ひどい場合はやがて全身に及ぶことがあります。このようなときは、皮内鍼を抜鍼すれば回復します。また、金属アレルギー体質の方で局所に発赤・痒みがあれば、すぐに抜く必要があります。皮内鍼を抜いた後は感染の予防のため、局所の消毒が必要です。

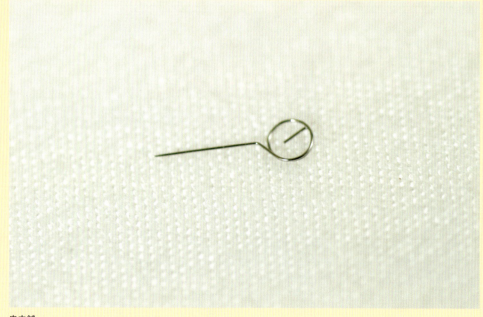

皮内鍼

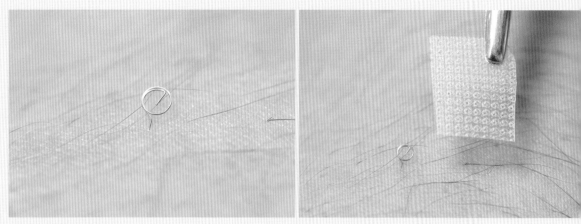

刺入後、絆創膏を貼ります

　皮内鍼の使い方の例を2つ挙げます。

①関連痛に対して鎮痛効果
　疼痛疾患に対し阿是穴に使用し応用します。

②病所から誘導作用
　例えば、不眠の場合は神門や心兪に皮内鍼を刺鍼、車酔いの予防は内関を刺鍼、などの使い方があります。

　また、円皮鍼と同様に、鍼を皮膚に貼っている間は清潔保持に努めます。

Q54

梅花鍼とは何ですか？

梅花鍼は皮膚鍼（切皮だけの鍼）の一つです。

　梅花鍼とは、皮膚鍼の一種で、5本の短い鍼が梅の花の形状をしているため、梅花鍼と呼ばれています。梅花鍼で表皮の部位、またはツボを刺すことで、経絡を通し、臓腑と全身の陰陽を整えることができます。

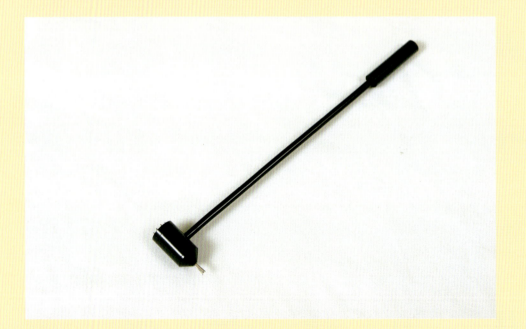

操作方法

　手関節を柔軟にして、上下運動を繰り返します。鍼は垂直に保ちながら皮膚の患部または、ツボに刺したり抜いたりします。軽刺激では速く浅く刺して皮膚潮紅・軽い充血を促し、重刺激ではやや強く深く刺します。

注意点
- 治療前の鍼具の状態をチェックします。
- 患部の潰瘍、破損に直接刺してはいけません。
- 垂直に上下し、繰り返し刺します。
- 循経刺で刺すときには1センチおきに刺し、8〜16回往復すること。
- 刺鍼後、出血があったら必ず圧迫し、消毒します。

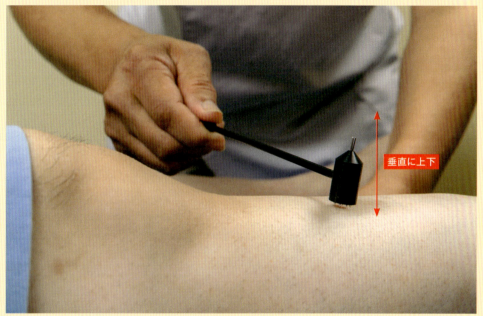

手元がふらついてしまうと痛みが出るので、まっすぐ刺さるように操作します

Q55

梅花鍼はどのような時に使うのでしょうか？

気血の巡りが悪い各種病証に使えます。

　Q54で紹介した梅花鍼は、邪気（内外）が溜って経絡が詰まっているような、気血の巡りが悪い各種病証に使えます。臨床で考えられる梅花鍼の適応症を紹介します。

適応症

頭痛…………後頸部、項部、局所および相応する経絡線の圧痛点に刺します。

胸痛…………第1～第12胸椎の両側膀胱経の第1、2行線に沿って刺します（特に厥陰兪、心兪、肝兪、または、圧痛点）。

脇痛…………第6～第12胸椎の両側膀胱経の第1、2行線に沿って刺します（または、支溝、太衝、合谷を重点的に刺します）。

不眠…………第1～第6胸椎の両側膀胱経の第1、2行線に沿って刺します（または心経、心包経の肘より指端まで刺します）。特に心兪、厥陰兪、膈兪、内関、労宮に集中して行います。

腰痛…………腰仙部および膀胱経の下肢循行部位に刺します。

胃痛…………肝兪、脾兪、胃兪、中脘、足三里、公孫に刺します。

嘔吐…………第7～第12胸椎の両側膀胱経の第1、2行線に沿って刺します。膈兪、肝兪、胃兪、中脘、内関を重点的に刺します。

喘息…………第1～第6胸椎の両側膀胱経の第1、2行線に沿って刺します。または肺兪、風門、膻中、尺沢を重点的に刺します。

残尿感………腰仙椎に沿って刺します。気海、関元、三陰交を重点的に刺します。

インポテンツ…腰仙椎の両側および臍より任脈に沿って刺します。関元、気海、中極に集中して行います。

めまい	頭頂部（側頭部）に沿って刺します。肝兪、腎兪、太陽を重点的に刺します。
動悸	心兪、肝兪、神門、三陰交、太渓を刺します。
月経痛	腰仙部に沿って刺します。または任脈に沿って、気海、関元に重点的に刺します。
神経性皮膚炎	患部の周囲に沿って刺します。

その他の治療部位

循経刺	項部、背部、腰部、仙部の督脈および膀胱経、または肘、膝より以下の三陰、三陽に沿って行います。全身五臓六腑の病に効果があります。
穴位刺	全身の要穴、華陀狭脊（奇穴p.126）、阿是穴などに重点的に刺します。
局所刺	局所の腫れ、痛み、麻痺部位の周囲に刺します。

治療部位別の手順

頭部	前髪際から後髪際まで、督脈、膀胱経、胆経に沿って刺鍼します。
項部	1）脳戸から大椎まで刺鍼します。 2）風池、天柱からの左右両側まで刺鍼します。
側頸部	1）胸鎖乳突筋後縁に沿って首の付け根まで刺鍼します。 2）胸鎖乳突筋前縁に沿って下方へ刺鍼します。 3）下顎角後方より前方へ刺鍼します。
肩甲部	1）肩甲骨内縁に沿って下方へ刺鍼します。 2）肩甲棘の上縁に沿って外方へ刺鍼します。 3）肩甲棘の下縁に沿って外方へ刺鍼します。
背部	両側膀胱経の第1、2行線に沿って上から下まで刺鍼します。
仙部	尾骨より外上方へ刺鍼します。
四肢部	三陰、三陽経に沿って刺鍼します。関節の周囲に沿って刺すことを環形刺と言います。

Part 4 灸と特殊な鍼への質問

Part 5

婦人科疾患への質問

Q56
月経痛の鍼灸治療は月経の何日目に行うのが最適ですか？

月経期間中ではなく、月経来潮の1週間前から10日の間に鍼灸治療をするとよいでしょう。

　月経痛に対して、鍼灸治療が有効だという認識を持っている方も多いでしょう。しかし、具体的に月経の何日目に鍼灸治療をすれば優れた鎮痛効果があるのでしょうか。これにはまず、月経周期のことを理解しなければいけません。

　毎月の月経は簡単に、卵胞期、排卵期、黄体期に分けられます。女性に関する諸ホルモンにより、それぞれの時期が作られるのです。月経痛の発生は一般論では、月経来潮の前、月経の1～2日目の間、または月経の後期、あるいは、月経が終わった後に発生する可能性が高いと言われています。その中では月経来潮前または、月経の1～2日目の間に発生する月経痛が一番多く、激しい痛みがあります。

　月経痛は血中のプロスタグランジンF2α（PGF2α）の増量と、子宮平滑筋の不規則な収縮に関連しています。そのため、月経来潮の1週間前から10日の間に鍼灸治療を行うことで、子宮平滑筋を整えることができ、血中プロスタグランジンF2αのコントロールができることが分かっています。当院の臨床経験からも、来潮前、10日間以内の鍼灸治療が最も有効な治療時期だと思いますので、その時期に治療することをおすすめします。

Q57
月経期間中の患者に、鍼灸治療を行っても問題ないのでしょうか？

月経期間中でも患者への鍼灸治療は可能です。

「月経中なのですが、鍼灸治療を受けても大丈夫ですか？」と不安を持つ患者は少なくありません。その質問に対する答えは、「もともとの患者の病証によってそれぞれである」と言えるでしょう。

基本的には鍼灸治療により体の元気が増加し、血流の巡りがよくなり、痛みの軽減ができるので、悪い影響はないはずです。もし、現在治療を受けている主訴以外に、たとえば月経痛、月経不順または、子宮内膜症など、婦人科系の症状が見られる場合は、月経中でも鍼灸治療によって活血調経（血流をよくして月経を調える）、止痛の作用による治療効果も現れ、プラスの意味を持ちます。そのため、安心して治療を受けてもらうことができます。しかし、臨床にはいろいろな複雑な実情があります。

たとえば、肝機能障害の鍼灸治療の場合には、凝血機能の低下が好発します。この場合、月経来潮時に経血の量が多くなるため治療は要注意です。取穴のときには活血通経の血海、三陰交、合谷、中極などの経穴を避けて、刺鍼手技も軽くし、灸を多めに使った方がよいと思います。

もし、活血通経の経穴を取り、強い瀉法を行うと、出血の傾向と出血量が増えます。すると、貧血も起こりやすくなります。

出血しやすい病証の患者に対する月経期間中の治療は要注意です。

Part 5 婦人科疾患への質問

Q58

一時的に月経が止まってしまった方に対して、鍼灸治療は有効ですか？

当院での臨床例を紹介します。

　引越しをしたり、大きなショックを受けたり、慢性的なストレスを受けたり、または大病に罹っているときに月経の乱れや一時的に月経が止まることがあります。

　その場合、治療をせずそのまま放置していると、月経の自然来潮がなかなか困難になります。また、婦人科系の病気に対するホルモン剤治療により、一時的に月経が来潮したけれど薬を飲まないと月経がまた止まる、という方もいます。

　鍼灸治療は調経（月経を整える）、催経（月経来潮を促す）効果が抜群です。これは古典の文献に多く残っており、現在の臨床でも鍼灸の有効性が示されています。ここで、例をあげて紹介します。

例1

患者について
30代女性。元々、毎月の月経は28日周期であった。しかし、3ヵ月前に家族が交通事故で亡くなり、精神的なショックを受けて月経が突然止まってしまった。本人は元々鍼灸治療が好きで、信頼感もあったため来院。

観察
脈診：弦・細
舌診：舌質紅色、乾燥
爪の甲診：両手の爪10本ともに紅い帯
弁証：肝気鬱結化火。火熱が血液を煎じて瘀血を作っており、瘀血阻滞による一時的な月経の停止

治則
疏肝清熱、祛瘀活血、催経

取穴と手技

肝兪：切皮後、椎体に向け、0.5寸刺入。捻転瀉法をする
期門：切皮後、外方へ沿皮刺0.3寸刺入。括法をする
支溝、陽陵泉、太衝：それぞれ切皮後、直刺0.3～1寸刺入。捻転軽瀉法をする
中極：切皮後、直刺1.2寸刺入。導気法をする

経過

1週間後に2回目の治療で来院。患者は興奮ぎみに「治療の翌日午後に月経が来潮した。3ヵ月以上の不安が完全に解放され、本当に信じられない。鍼灸は素晴らしい」と報告。その後、鍼灸治療を継続し、月経が毎月、予定通りに来潮するようになった。

例2

患者について

40代女性。長期間の家庭内トラブルによりストレスが大きくなり、毎月の月経が遅れ、乱れが発生。

観察

初診日に月経が13日遅れていた。毎回来潮時に腰がだるくなる。全身がつかれており、下腹部にやや脹りがある。診察の結果、肝気鬱滞によって月経が止まっているとした。

取穴と手技

肝兪：切皮後、椎体に向け、0.5寸刺入。捻転瀉法をする
期門：切皮後、外方へ沿皮刺0.3寸刺入。括法をする
上仙（奇穴、p.50）：切皮後、直刺、1.0寸刺入。導気法をする
陽陵泉、太衝：それぞれ切皮後、直刺0.3～1寸刺入。捻転軽瀉法をする
蠡溝：切皮後、直刺0.5寸刺入。導気法をする

経過

2回目の来院時に、「先日、治療院から出て電車に乗る前に、恵比寿駅でトイレに行くと、もう月経が来潮した。こんなに速効性があるのかと鍼灸の効果に驚いています」と報告。

あくまでこれらは例ですが、このように一時的に月経が止まった方への鍼灸治療は有効で、時に速効性もあることが経験上わかっています。一時的に月経が止まった方が来院した際は、自信を持って鍼灸治療をお勧めできます。

Q59 排卵を促進する鍼灸治療はありますか？

当院での臨床例を2つご紹介します。

　妊娠のためには、健全な卵巣で毎月元気な卵子をつくり、排出することが重要な条件です。昨今は晩婚の流れになっており、40歳以上の女性が結婚、妊娠、出産を望む傾向が大きくなってきます。女性の年齢を考えると、40歳以上の方は卵巣機能が若年より弱くなると言われています。

　一般的に不妊症外来で行われる治療は、まずクロミッドなどの排卵誘発剤を投薬し、卵巣機能を促進して卵胞を育て、排卵することを考えます。確かに、一部の女性においては排卵誘発剤を使って卵胞の成熟を速くすることで排卵ができます。しかし、40歳以上の方は元々卵巣機能が低下気味なので、排卵誘発剤を使っても、卵胞をうまく育てることができず、未熟卵胞または空胞が多く見られるのです。

　これは農家が化学肥料をまいて、植物が急速に元気に大きくなることと同じ考えです。この化学肥料による「催化作用」で作った果物は普通の果物より大きく、ピカピカしてきれいですが、食べると美味ではありません。これが、40歳以上の不妊症の患者に排卵誘発剤を使っても、なかなか成功の確率が高くならない理由でしょう。

　ここで、中医鍼灸弁証論治により、排卵の補完治療ができた例を紹介します。

例1

患者について

48歳女性。都内在住。10年前から妊娠のため国内各地の不妊治療で有名な病院およびイギリス、イタリア、アメリカなどの海外の不妊専門病院で治療を繰り返し受け、数回採取したが、空胞。体外受精、顕微授精も失敗、妊娠に絶望していたところ、40歳以上の方が妊娠したという当院の口コミを聞いて来院。

観察

望聞問切（四診法）および人中診、爪の甲診を行った。
弁証：精血両虚、胞宮失養

取穴と手技

大椎：切皮後、鍼尖はやや下方に向け、0.8寸刺入。導気法をする
膈兪：切皮後、椎体に向け、0.8寸刺入。捻転補法をする
肝兪：切皮後、椎体に向け、0.8寸刺入。捻転補法をする
志室（別名、精宮）：切皮後、内方に向け、0.5寸刺入。捻転補法をする
子宮（奇穴）：切皮後、外陰部に向けて斜刺1.2寸刺入。導気法をする
関元：切皮後、外陰部に向け、斜刺1.5寸刺入。導気法をする
三陰交、絶骨、太衝：それぞれ切皮後、直刺0.3～0.6寸刺入。捻転補法をする
合谷：切皮後、直刺0.3寸刺入。導気法をする

この治療を、週に2回行った。

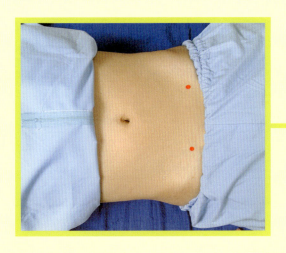

奇穴

【しきゅう】
子宮

中極より外方、左右3.0寸の所

経過

8ヵ月の治療を経て、妊娠することができ、帝王切開により3200gの女児を無事に出産。

例2

患者について

41歳女性。多嚢胞性卵巣症候群。30歳の頃、月経が一時的に止まり、婦人科の検査により多嚢胞性卵巣症候群だと診断され、ホルモン剤治療開始。ホルモン剤を飲んで毎月来潮したが、BBT（基礎体温）が1相になり、無排卵が判明。36歳で結婚。子供が欲しくて、不妊外来の治療を開始。排卵誘発剤の投薬をする際、超音波チェックにより卵胞が大きく育っていることが見える。しかし、採卵しても、繰り返し未熟卵胞と空胞卵胞しか採れない。不妊外来を転々としても同じ結果となり、大変悩んだ。40歳の時に友人の紹介で来院。当院では患者のホルモン剤による来潮の病歴を加味し、自力で月経来潮を促す治療を優先にすることを決めた。

観察

望問脈舌診および耳診、人中診を行った。
弁証：肝腎両虚、衝任失調

取穴と手技

肝兪、腎兪：それぞれ切皮後、椎体に向け、斜刺0.8寸刺入。捻転補法をする
志室（別名、精宮）：切皮後、内方向け0.5寸刺入。捻転補法をする
上仙（奇穴p.50）：切皮後、直刺0.8寸刺入。導気法をする
三陰交、太渓、太衝：それぞれ切皮後、直刺0.3〜0.5寸刺入。捻転補法をする
陰交、関元、中極：それぞれ切皮後、外陰部に向け斜刺0.5〜1.2寸刺入。導気法をする

経過

3ヵ月の鍼灸治療後、患者がホルモン剤を次第に減量しても、月経が毎月来潮するようになった。5ヵ月後、ホルモン剤を飲まなくても毎月しっかり来潮するようになる。同時にBBTが元の1相から徐々に2相になることもわかった。
さらに、10ヵ月後には15mmの卵胞を採り、体外受精に成功し妊娠。41歳で無事3800gの女児を出産。

これらは、中医鍼灸治療により卵巣の働きを健全化させ、元気な卵子を育てて、うまく排出し、妊娠できることを示した例です。

なぜ鍼灸治療に排卵を促進する効果があるのでしょうか。それは次のような文献の記述からもわかります。

1960年代、無排卵性月経の方に対して関元、中極、三陰交などの経穴を取り、治療を行った臨床試験があります。結果は、53例のうち、35例が排卵をしました[1]。

また1980年代に31例のBBT1相の無排卵の方に対して関元、子宮、中極、三陰交などの経穴に鍼通電治療を行ったところ、16例（51.6％）の方が治療後BBT

が二相になりました。子宮頚部内膜細胞診により好酸球が30％を越え、同時に血液検査により黄体形成ホルモン（LH）、エストラジオール（E2）の上昇が判明。以上の検査結果は、鍼灸治療による促排卵の実績を証明しました[2]。

今後の臨床現場では、無排卵に悩んでいる不妊患者に対し、鍼灸治療の有効性が大きな期待となるでしょう。

参考文献
1) 朱関珍. 刺鍼による排卵の観察. 上海市醫薬学会. 総合年会論文集, 214. 1961.
2) 兪瑾芳. 刺鍼による排卵効果及びBBT. 血β-EPLS. FSH. LH変化の観察. 第2回全国鍼灸鍼麻酔学術討論会論文摘要. 454. 1984.

Q60
不妊に対する鍼灸治療を経て、妊娠を確認した後にも治療を継続してよいですか？

治療を終えてもよいですが、続けたほうがよい場合もあります。

　鍼灸による不妊治療中に、妊娠が確認できたら、一般的には治療を中止してもよいと認識できます。しかし、次のようなケースが重なっている場合は留意しなければいけません。

1. 高齢の方の場合
　不妊治療患者の年齢層は一般的に高く、特に40歳前後の方も多いです。たまに45歳以上の方もいらっしゃいます。

2. 人工授精等の不妊治療を受けた方の場合
　高齢だけではなく、複数の不妊治療の病院で、人工授精、体外受精、顕微授精の不妊治療を受けた方。

3. 流産の可能性がある方の場合
　不妊治療を受け、妊娠の陽性反応が判明したが、授精卵発育の停滞や心拍の停止により流産された経験がある方も少なくありません。そのため、妊娠の陽性反応が判明しても、体を整えたり、流産の予防をする鍼灸治療は必要です。

　以前、1年間で5名の40歳〜47歳の不妊治療の患者を治療しましたが、その全員が上記の3点に該当する患者でした。しかし弁証論治により妊娠ができ、無事に子供を産むことができました。
　この5名の不妊治療の患者は、最初3ヵ月から1年間の鍼灸治療により、ようやく妊娠反応が陽性になりましたが、そのうちの3名の方が8週目からに12週目の間に

腹痛、不正出血などの流産の前兆が発生したのです。

　そこで、患者に対しては益気、昇気、保胎の鍼灸治療を行い、百会、扶正五要穴（奇穴。p.176）、足三里、豊隆、太白などの経穴に灸を多めに施しました。治療の結果、腹痛は解消し、出血も止まりました。益気、昇気、保胎の鍼灸治効により、流産を避けて無事に出産に至ったのです。

　このようなケースもあるため、高齢かつこれまで妊娠困難であった方は妊娠5カ月までの治療が必要です。もちろん鍼は浅刺、軽刺、補法を行い、灸法は鍼より多めに使いました。円筒灸（カマヤミニ）、棒灸、箱灸は個人の事情により選びます。

　また、妊娠中、特に早期の場合には流産しやすい肩井、三陰交、崑崙、合谷および腰部、腹部の経穴の鍼灸治療は禁止します。

Part 5　婦人科疾患への質問

Q61
習慣性流産の患者にも鍼灸治療はできますか？

基本的には鍼灸治療は可能です。

　不妊症の方への治療は、肝腎を補い、衝脈と任脈を調節します。そうすることで、子宮内膜の厚みが増加し、卵巣機能が強くなり、元気な卵子が育つようになります。

　鍼灸治療によって妊娠をした患者が、妊娠8週目に腹痛が起こり、おりものに血が混じって出血をしました。これは流産の前兆です。

　そのまま放置すれば、赤ちゃんの命は途絶え、流産をしてしまうことになります。この場合はまず、婦人科の安胎・保胎治療を受けるのが一般的です。しかし、婦人科の治療を受けたからといって、絶対に安心とは言い切れません。特に習慣性流産の方の場合、いくら安胎・保胎治療を受け、一時的な止血と腹痛の緩和ができても一旦治療を中止すれば、また出血と腹痛が再発することがあります。そうなると、最悪の場合、流産につながりかねません。

　このような場合、産婦人科での対応が難しくなることもあります。そこで鍼灸治療が役に立つわけですが、大変困ったことに世の中では「鍼灸は流産につながる」という噂が出回っており、鍼灸治療の継続を不安に思う方がたくさんいます。そのため、習慣性流産の方から、「流産の前兆があっても鍼灸治療の継続は問題ないのでしょうか？」という相談がよく寄せられます。

　習慣性流産の患者に対しての答えは、「鍼灸治療はできる」です。

　ここでは、当院における習慣性流産に対する鍼灸治療の有効性を例として紹介します。

例

患者について

38歳。結婚後、4回妊娠をしたが、全ての胎児が8〜12週目までの間に流産した。毎回、流産の前兆があったらすぐ入院し、保胎治療を受けたが、結局、胎児は保留できず、流産した。当院の習慣性流産に対する鍼灸治療の実績を知って来院し、治療を始めた。3ヵ月後に妊娠したものの、妊娠8週目から下腹部の痛みとピンクのおりものが起こる。これは流産の前兆である。患者は今までの流産経歴から「もう駄目だ」と今回も自己判断する。そこで、当院では益気昇清、止血、保胎を目的とした習慣性流産の治療を行うことにした。

取穴と手技

百会：切皮後、後方に向けやや斜刺0.2寸刺入。灸頭鍼をする
足三里、豊隆、隠白：それぞれ円筒灸（カマヤミニ）2壮
関元：箱灸をする

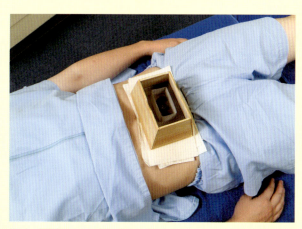

関元への箱灸

経過

2回の治療で、腹痛は緩和し、出血の回数が少し減少した。そのまま治療を継続し、腹痛は消失、出血の量と回数も減少。8回の治療により、腹痛は完全になくなり、出血も止まって、流産前兆は止まった。その後は安胎治療に変わって、妊娠4ヵ月まで治療が続き、最終的に3120gの女児が無事に生まれた。

　世の中では習慣性流産の妊娠成功率は約5〜15％と言われています。このことからも、習慣性流産の産婦人科の対応が難題と考えられます。この症例だけではなく、当院では12人の習慣性流産の方が無事に出産をした成功例があります。これは鍼灸治療の有効性が流産の前兆または習慣性流産に対して、新たな希望になる事例かと思います。

Part 5 婦人科疾患への質問

Q62
妊娠の初期、中期、後期に鍼灸治療はできるのですか？また、その場合の注意点は何ですか？

基本的には施術可能ですが、時期と禁忌の経穴は把握しておきます。

　妊娠期間中も鍼灸治療はできます。つわり、浮腫、便秘や逆子などの妊娠中に起こるさまざまな不調や、妊娠中で投薬治療ができない人にも適した治療です。ただし、妊娠の各時期と妊婦の体をしっかり把握して治療する必要があります。

　妊娠初期、中期、後期での鍼灸治療の注意点をあげます。妊娠初期は流産の可能性が高いため、特に注意が必要です。いくつか禁忌の経穴があります。

　流産につながりやすい肩井、崑崙、合谷などは妊娠初期には使用してはいけません。また妊娠初期はお腹と腰（腎兪から下）は施術してはいけません。

　中期はつわりに苦しむ妊婦が多いです。つわりには、寛胸、和胃、降逆作用（胸を広げて胃気を調和させ、上行した胃気を下げる）のある内関を使います。内関は心包経の絡穴であり、一方で寧心・安神の作用によりストレスを解消できます。さらに脾胃の気機を調和させ、悪心・嘔吐・ゲップといった胃気上逆の症状にも効きます。また、妊娠中は不安を抱えることも多いので、鎮静、安神作用のある印堂を内関と一緒に使うのもよいでしょう。

つわりの治療

内関：切皮後、直刺0.3寸刺入。捻転補法をする
印堂（奇穴。p.65）：切皮後、下方に向け、沿皮刺0.3寸刺入。括法をする

後期は逆子の治療が多いかと思います。鍼灸の逆子治療は非常に有効です。逆子治療と浮腫、便秘について、三陰交の説明と合わせて次に述べます。

　三陰交は臨床上、婦人科疾患によく使う経穴ですが妊娠初期（3ヶ月以内）は子宮収縮を増加させ、着床したばかりの胎児に対して刺激を与えるため禁忌です。その時期に使うと流産させる可能性があります。

　三陰交は、妊娠7ヵ月～8ヵ月以降で、逆子の妊婦に対して至陰と組み合わせて使うことがあります。胎児に直接影響せず、子宮に影響を与えるため三陰交の子宮調整と至陰の転胎作用を一緒に用いれば、逆子を正常位置に戻すことができると考えられています。また妊娠後期、胎児は出産準備で骨盤の中に沈み込むため、下腿部の浮腫、頻尿、便秘などが起こりやすくなり、その際に健脾化湿、利尿効果を持つ陰陵泉、三陰交を使用します。

　出産予定日になっても陣痛が不規則、出産が難しいときには催産作用のある肩井、引産作用のある崑崙、合谷、または子宮収縮させる作用を持つ三陰交などを使います。三陰交に導気法を行えば、子宮の収縮を整えられます。そしてこれらの経穴の協力によって胎児を誘導して下行させ、子宮内からうまく分娩させることができるとされています。

　このように妊娠の各時期やその人の体調に注意して選穴、治療を行えば、妊娠中の不調に効果があり、安心して施術を行えます。

Q63

安産の鍼灸治療はありますか。

産婦の体力をつける治療を行いましょう。

　安産とは、お産前に妊婦の体を整えて、健全な体で無事に分娩をすることです。健全な体を作るために、妊婦が精神的にリラックスし、栄養のある食事を採り、適当な運動をするなどの指導することが一般的です。鍼灸治療は安産のために、どこまで役に立つことができるでしょうか。

　大切なことは、お産時の力を作ることです。

　臨産時、産門が開いて破水をするためには、産婦の陣痛が大切です。産婦が力を精一杯出すことができれば、赤ちゃんが無事に分娩できます。

　しかし、産婦が力を出すことができなければ、子宮の力が弱くなり、陣痛の間隔を縮められません。そのため、お産の時間が長くかかり、時に難産になることもあります。安心して、無事に分娩するためには妊婦の体力が重要なのです。

　安産のためには一般的に、妊娠9ヵ月目以降に週に1回から10日に1回の鍼灸治療を行うのが適当です。百会、足三里、太渓、陰陵泉などの経穴に灸をすれば、妊婦の体力が増加し、元気になりやすいでしょう。また、妊婦の自宅でのセルフケアとして、足三里に円筒灸を2壮据えることを毎日すれば、さらに効果的でしょう。

　無事順調に分娩が行えれば、産婦および家族もこの上ない幸せに包まれることでしょう。有効な安産治療として、鍼灸を十分に活用してほしいと思います。

Q64
産後の女性にはどんな治療を行ったらよいですか？

産後の女性の体質を見て、治療法を決めていきましょう。

　産後の女性は約1ヵ月ほどしっかり休み、体を養うことが必要とされています。中国では「坐月子(ズオユエズ)」という習慣もあります。ここでは産後の女性の状態と、有効な鍼灸治療について解説します。

体の状態
　出産による出血もあるため、気血が消耗している状態です。出産前後は女性ホルモンの分泌量が乱れるため、陰陽のバランスが崩れ、情緒不安定になっています。さらに、生殖を司っている腎の気がかなり低下しています。腎が骨を司っているので、腎気とともに骨も弱くなっています。
　また、瘀血が体内に残っていることもあります。下腹部が硬くなっていて痛みがある場合は、悪露がたくさん残っています（悪露とは、出産後に子宮のなかに残った血液や分泌物、粘液、粘膜のことです）。

治療法
　朱丹渓(しゅたんけい)は「産後の病への対策は、先に気血を丈夫にすること」と主張しています。一方で「大補法については、先に悪露の有無と量の多少を見て、体の弱りに対して、悪露による阻害が主な原因となっているのか、それとも虚が主な原因となっているのかを見分けて、治療方針を決めるべきだ」とも述べています。出産後は気が多く消耗されているので、通常よりも気の巡りが乱れやすく「血瘀」もできやすいです。以上のことより、治療は①と②のパターンに分かれます。

①悪露の血を排泄しその後に気血を補養する

産後の体は一見して虚弱なため、補いがちですが、補うことによって血瘀が排泄されにくくなることがあります。血瘀が熱化し上昇することにより、発熱、めまい、腹痛などがおこります。出産後、子宮の収縮を促すために下腹部に氷嚢を置くことを勧めることがありますが、その場合は弱った体に寒邪が入り、血瘀が生じやすくなることもあるので冷やすことを止めて、温めた方がよいでしょう。

取穴と手技

膈兪：切皮後、椎体に向け、0.5寸刺入。軽瀉法をする
気海兪：切皮後、椎体に向け、斜刺0.8寸刺入。導気法をする
大椎：切皮後、やや下方に向け、斜刺0.8寸刺入。瀉法をする
膻中：切皮後、上方に向け、沿皮刺0.3寸刺入。括法をする
陽陵泉、豊隆、合谷：それぞれ切皮後、直刺0.3〜0.5寸刺入。軽瀉法をする

②気血を補い、気血の力で悪露も体外に排泄させる

出産で体が虚弱になっているうえに、授乳でも大量の陰液を消耗しているため、気血の栄養が必要となります。脾は気血を生じ、肝の疏泄により気血の流れが一層活発になるので、悪露が順調に子宮から排出できます。また、体の根本のエネルギー源である腎の精気を補うのも大切です。

取穴と手技

腎兪、肝兪、脾兪、膈兪、志室：それぞれ切皮後、椎体に向け斜刺で0.5〜0.8寸刺入。捻転補法をする
気海、関元：切皮後、直刺0.8寸刺入。灸頭鍼をする
足三里、三陰交、絶骨、陰陵泉、太渓、太衝：それぞれ切皮後、直刺0.3〜1.0寸刺入。捻転補法をする
太白：円筒灸（カマヤミニ灸）、1〜2壮

Q65

鍼灸治療で子宮筋腫を小さくすることはできますか？

瘀血か痰湿か原因を見分けて治療すれば可能です。

　子宮筋腫とは、子宮内に良性のしこりができる疾患で、特に症状が表れないまま過ごす患者も多いです。子宮筋腫が大きくなると、痛みや、張りなどの感覚を伴いながら、経血量が増える場合があります。子宮筋腫は、ストレス、不規則な生活、外傷などが主な原因で、気血が凝滞し、瘀血が子宮内に溜まると起こります。あるいは、痰湿が子宮内に溜まることでも起こります。痰湿は、冷え、偏った食事などにより、脾胃の働きに悪影響を与えて脾気虚になることで生じます。

　瘀血による子宮筋腫は活血化瘀、消腫の作用がある血海、太衝、合谷、子宮（奇穴。p.109）などの経穴を使います。血の巡りをよくし、瘀血を除くことで、子宮筋腫を小さくします。

　痰湿による子宮筋腫は、健脾化湿、祛痰、消腫（痰湿を除き、むくみを消す）の作用がある足三里、上巨虚、豊隆、三陰交などの経穴への施術で、子宮筋腫を小さくします。

　臨床では、瘀血と痰湿の違いを把握し、治療を行うことで筋腫を小さくすることを目指してください。

Part 5　婦人科疾患への質問

Q66

子宮筋腫は直径何センチの大きさまで鍼灸治療が有効なのでしょうか？

大きくても直径8cmまでです。

　子宮筋腫への鍼灸の有効性はきわめて高く、多数の臨床報告があります。ただし、腫瘤が小さいもののほうが効果が高いとされています。腫瘤が卵大の大きさまでは、鍼灸治療により消滅する可能性があります。それ以上、たとえば乳児の頭大のような巨大な腫瘤は、手術が望ましいでしょう。

　一般論として5cmまでは鍼灸の有効性が高く、8cmまでは鍼灸治療も有効と考えられます。それ以上になると手術も視野にいれるべきかと思います。

Q67

子宮筋腫の治療のポイントを教えてください。

瘀血と痰湿をしっかり見分けることが大切です。

Q65（p.121）で解説した通り、子宮筋腫の原因は大きく分けて2つあります。

①瘀血の場合

長期間の精神的な刺激、または生活の不摂生で衝脈と任脈が失調し、気血が胞宮に凝滞したために生じます。可動性が無い腫塊、月経量過多・血塊、月経日数の延長・周期不定・帯下が多いなどの症状があります。妊娠しにくく、妊娠しても流産しやすい特徴があります。多量の出血を繰り返せば気血両虚もともないます。

観察
舌診：舌質紫暗、瘀斑瘀点
脈診：濇

治則
活血化瘀、消腫除塊

取穴と手技
膈兪：切皮後、椎体に向け、斜刺0.5寸刺入。軽瀉法をする
血海、三陰交：それぞれ切皮後、直刺0.3〜0.5寸刺入。軽瀉法をする
合谷、太衝：切皮後、直刺0.3寸刺入。導気法をする

②痰湿の場合

肝脾不和で衝脈と任脈が失調し、痰湿が胞宮に集まったため生じます。月経異常もないことが多い鶏卵大から妊娠6ヵ月大のものまであります。筋腫が比較的柔らかく、可動性があるのも痰湿タイプの特徴です。

観察
舌診：舌質淡・舌苔白膩
脈診：滑

治則
温化痰湿、消腫除塊

取穴と手技
脾兪：切皮後、椎体に向けやや斜刺0.8寸刺入。捻転補法をする
豊隆、三陰交：それぞれ切皮後、直刺0.5寸刺入。導気法をする
気海、足三里：それぞれ切皮後、直刺1.0寸刺入。捻転補法をする
太白、命門：円筒灸（カマヤミニ灸）2壮

Part 6

さまざまな症状への質問

Part 6 さまざまな症状への質問

Q68

脊柱管狭窄症に対して鎮痛効果のある経穴はありますか？

華陀挾脊（奇穴）、環穴（閃電穴、奇穴）、
陵後穴（奇穴）などがあります。

脊柱管狭窄症とは、脊椎の変形、ヘルニア、外傷または加齢により起こる、退行性の病変です。中高年の方に好発し、女性より男性の方が多く見られます。

西洋医学の診断（MRI）では明白ですが、積極的な治療が足りないのが実情です。一般的には保守療法を行い、牽引、湿布、鎮痛剤（口服と座薬）、神経ブロック治療などを行います。もし、効果がなければもう一つは手術という可能性も出てきます。理論上は減圧手術が理想的な治療ですが、失敗の例も多いので、整形外科医は積極的にお勧めしたくないでしょう。

ここでは脊柱管狭窄症によく効く鎮痛効果のある経穴を例として述べます。

①華陀挾脊（奇穴）

華陀挾脊は、第1胸椎棘突起下方から第5腰椎棘突起下方の間の各棘突起下方より外方0.5寸の所に、左右合わせて34穴あります。

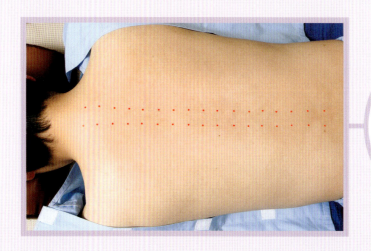

奇穴

【かだきょうせき】
華陀挾脊

第1胸椎棘突起下方から第5腰椎棘突起下方の間の各棘突起下方より外方0.5寸の所

華陀挟脊には、調気和血（気の滞りを調整して血行改善をする）、疏経通絡（滞っている経絡を整える）、鎮痛の作用があります。脊柱管狭窄症の場合、まずどの部位に狭窄があるのかを把握する必要があります。MRI写真を見ながら、狭窄部位を確認し、その狭窄部位に相当する華陀挟脊を取り、治療します。鍼の深さは、椎体に向かって斜刺1.0寸ほどして、導気法をしたのち、灸頭鍼を施します。深部血管に刺さないように注意する必要があります。

②環跳
　環跳には直刺で2.5寸刺入して、提挿法をします。

③環穴（閃電穴、奇穴）
　環穴（閃電穴）は、殿部、尾骨尖より外方、左右各5.0寸の所にあります。通経止痛（経絡を疏通することで止痛をする）の作用があります。
　直刺2.0寸刺入し、提挿法を行います。足先まで響くと効果的です。

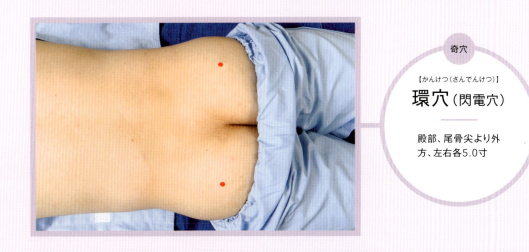

奇穴

【かんけつ（さんでんけつ）】
環穴（閃電穴）

殿部、尾骨尖より外方、左右各5.0寸

④陵後穴(奇穴)

陵後穴は、下腿上部外側、腓骨頭後側の陥凹にあり、理気止痛(気の滞りを調整することで止痛をする)の作用があります。深さは、直刺1.0～1.2寸刺入します。導気法を施し、足背まで響くと効果的です。

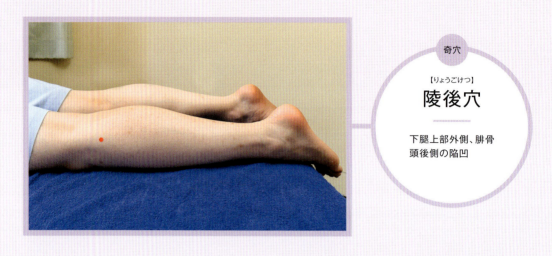

奇穴

【りょうごけつ】
陵後穴

下腿上部外側、腓骨頭後側の陥凹

⑤委中

委中には、直刺で0.5寸刺入し、捻転瀉法をします。

これらの経穴は臨床での使用頻度が高く、鎮痛効果が高い経穴と言えます。

鍼を刺した経穴に局所の酸麻脹重の響きがおこるだけではなくて、更に経絡の流れに沿って伝わるようにするとかなり効果的です。

Q69

ぎっくり腰に速効性がある一穴はありますか？

水溝（人中）を使いましょう。

　ぎっくり腰は、不自然な姿勢、急な動作などにより生じる急性腰痛です。軽い動作などが原因で発症し、痛みが強く、動きにくい、くしゃみをすると激痛が発生するため、鍼灸治療院に来院する患者も多いです。しかし、痛みが強く、動きにくいのでベッドで横になり治療することができないケースもあります。

　その場合、座位で治療ができ、疏経理気、止痛の速効穴である水溝を取ります。水溝は鼻と口の間にあり「人中」という別名もあります。鼻は天気（呼吸）を司り、口は地気（飲食）を司ります。

　臨床においては人中と呼ばれることが多いでしょう。

　人中は督脈に属します。督脈の流注は長強から始まり、脊柱に沿って上行し、頭部正中線を通り、顔面部正中に沿って下行し、人中と交会して上歯齦に至ります。腰の前屈や後屈がしにくいぎっくり腰においては、人中を取るのが最適で、速効性があります。

　ぎっくり腰は腰の捻挫により督脈の経気が阻滞し、不通となるため起こります（不通則痛）。治療のポイントは、切皮後、鍼尖を鼻根に向けて、0.3寸刺入します。そして持続捻鍼を行うことで、疏通経絡、誘導経気（経絡の気を誘導する）の効果があります。

　同時に、歩行や腰部運動による腰部の気血運行を強化します。すると、激しいぎっくり腰でも1回の治療で十分有効となります。

Part 6 さまざまな症状への質問

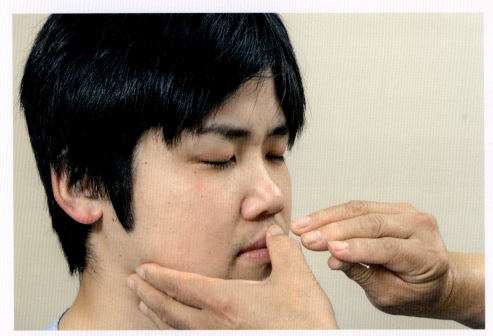

切皮後、鍼尖を鼻根に向け0.3寸刺入

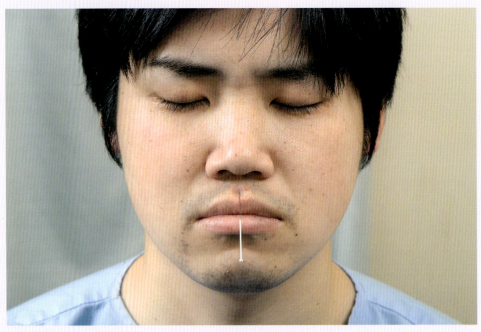

人中への刺鍼

Q70

夜中に足がつるという患者に有効な鍼灸治療はありますか。

足がつる部位から四診合参弁証論治で分析しましょう。

足がつる原因を中医弁証で考えてみましょう。

足にある経絡は、肝脾腎三陰経と胃胆膀胱三陽経です。脾胃が表裏関係で、気血津液を生じて運化します。腎と膀胱が表裏関係で、水を司り、水液を温煦蒸化します。肝は胆と表裏関係で、気機を調節して血を貯蔵し、筋を司ります。それぞれに関係する内蔵の働きが弱ければ、内源性寒痰湿、気滞、瘀血を生じやすくなります。

また、夜中、人間の陽気が抑えられると、寒湿、瘀血などの陰邪が盛んになり、陰邪が下へ溜まりやすくなります。そのため足の経絡流れを阻害され、気血の流れが一時的に悪くなる、または気血津（陰）液不足になるため、局所の筋脈が一過性の失養となり、足がつりやすくなるのです。このような足つりに有効な鍼灸治療は、まず中医学の四診合弁証論治で、特に足がつる部位を分析します。どの経絡に関する、どの臓腑に、どのような問題が起こっているのか判断するのです。臨床でよく見られるのは、以下のタイプです。

①足内側の足つり

多く見られるのは ストレス、七情内傷で肝鬱になり、気血の巡りが悪い、または寝不足、血陰液の消耗などで、肝経陰血が不足となり筋脈が失養し、足がつります。

治則

疏肝健脾、滋陰補血、養筋止痙

取穴と手技

肝兪、脾兪、膈兪：それぞれ切皮後、椎体に向け、斜刺0.5～0.8寸刺入。捻転補法をする

筋縮：切皮後、下方へ向けやや斜刺0.5寸刺入。灸頭鍼をする

血海、陰陵泉、地機、三陰交：それぞれ切皮後、直刺0.3～0.8寸刺入。捻転瀉法

をする
曲泉：切皮後、直刺0.5寸刺入。導気法をする
太渓、太衝：切皮後、直刺0.3寸刺入。捻転補法をする
太白：円筒灸（カマヤミニ灸）1壮

②足後側または後外側の足つり

多く見られるのは老人の腎虚また疲労消耗に加え、腎気虚で表裏関係の膀胱経も影響し、陽気が消耗されて経気不足、血が至らない状態です。または、腰背部にある膀胱経が損傷され（ヘルニア、変形性病変、ギックリ腰など）、瘀血阻絡が起き、膀胱経の気血の流れが悪くなる場合です。夜中に陰邪である寒湿が盛んになり、足膀胱経脈に影響し、凝縮することで、つりが起こります。

治則

補腎壮陽、温経活絡

取穴と手技

大椎、命門、腰陽関、関元兪、湧泉：それぞれ円筒灸（カマヤミニ灸）2壮
腎兪、気海兪、大腸兪、秩辺、委中、委陽、承筋、承山、陵後穴（奇穴。p.128）、飛陽、崑崙：それぞれ切皮後、直刺0.3～1.0寸刺入。灸頭鍼をする

③足外側、あるいは前外側足つり

多く見られるのは 脾胃虚弱の方、また疲労、ストレスに加えて、脾気不足、内生痰湿、肝失疏泄、気機不暢など痰湿が経絡に溜まりやすい状態です。また、気候の影響（寒湿）で、陰邪が下部にある足陽明胃経（多気多血、脾と表裏関係）、あるいは足少陽胆経（多気少血、肝と表裏関係）を犯し、さらに経絡の陽気が消耗され、気血の流れも阻害し、経脈が収凝失養となり足つりが表れます。

治則

疏肝通絡、健脾祛湿、活血止痙

取穴と手技

大椎：円頭灸（カマヤミニ灸）3壮
肝兪、脾兪、三焦兪、気海兪：それぞれ切皮後、椎体に向け斜刺0.5～0.8寸刺入。灸頭鍼をする
足三里、絶骨：それぞれ切皮後、直刺0.8～0.3寸刺入。捻転補法をする
陽陵泉、豊隆：それぞれ切皮後、直刺0.5寸刺入。導気法をする
解渓、丘墟、陥谷、足臨泣：それぞれ切皮後、直刺0.3寸刺入。灸頭鍼をする

Q71

捻挫の後は、冷やすべきなのでしょうか？ 灸で温めるべきでしょうか？

捻挫直後は冷やして、その後に灸を据えます。

　捻挫をしてすぐの状態は、腫れも痛みも強いです。

　この時はまずRICE処置を行って、患部を冷やします。2日間程経って腫れや痛みが引いてきたら灸をしましょう。

　上記のRICE処置とは、R（Rest）安静、I（Ice）冷却、C（Compression）圧迫、そしてE（Elevation）挙上です。一般的に外傷後は体内に瘀血を形成しやすいという特徴があります。その瘀血の特徴には、刺痛、拒按、腫塊、皮膚の色調の変化などがあります。

　灸には、鎮静、活血、止血の作用があるので、捻挫した2日後に捻挫の周囲に灸をすれば腫れや痛みが軽減します。捻挫の早期治療としての灸の効果が期待できます。

Part 6　さまざまな症状への質問

Q72
風邪をひいたときに鍼灸治療を行ってもよいのでしょうか？

初期に、正しい取穴で行えれば速効性が期待できます。

　風邪は多くの方が、よくかかる病です。風邪をもたらすウイルスがひとたび体に侵入すると、上気道だけではなく、全身に影響を及ぼします。そのため、風邪の症状は実にさまざまです。
　風邪をひいてしまい、治療をしてほしいと来院する患者もいます。その場合の治療の判断は、どうするのがよいでしょうか？
　まず、発熱をしていて、熱が38℃以上の場合は治療はできません。しかし38℃以下の場合は治療が可能で、特に、風邪の初期症状である、寒気、鼻水、鼻詰まり、くしゃみ、頭痛、喉の痛み、咳などへの鍼灸治療は、速効性があります。当院の風邪への治療の内容は次に、例をあげて説明します。

風邪への鍼灸治療を効かせる方法
　風邪に対しての鍼灸治療で、速効性を出すためには2つの条件がそろう必要があります。
　1つ目は風邪のどの段階で治療できるかです。風邪の初期は、鍼灸治療が一番効く期間なので、この期間に治療ができれば速効性があります。
　2つ目は、正しい取穴と施術方法ができているかです。
　中医学では、風邪は外邪の風寒邪気による病であり「若治風、需求風池、風府穴」という古訓があります。つまり、「風邪をひいたときには、まず風池、風府を取って治療をすると有効」ということです。
　また、大椎は、督脈の一穴であり、督脈は諸陽の会であり、全身の陽気が集中する部位です。さらに、大椎は手足三陽経が交会する経穴でもあります。そのため、大椎を使うことで陽気を誘導し、全身の陽気の流れが活発になり、風寒邪気を出す

力が一層強くなるでしょう。

また、肺の陽気に関わる身柱に灸頭鍼を施すと、肺の宣発が強くなります。外関は三焦の絡穴で、三焦は全身に網のように分布します。外関は導気法を行うと、陽気が三焦経に沿って全身の体表に流注し、風寒邪気を駆除する力を一層高めることができます。また、合谷への導気法により全身の気機を調整し、毛穴の開閉をコントロールして、風寒邪気をよりはやく排出することができます。

これらにより風邪の諸症状が順調に改善された例を紹介します。

患者について
患者は30歳の男性。前日は残業をして終電で帰宅。翌朝、起床後に頭痛があり、全身が筋肉痛であった。寒気がひどいので「風邪をひいた」と自己判断して市販の風邪薬を飲んで出勤。仕事中、鼻水、くしゃみが止まらなくてつらかったので、夕方に早退をし、治療をしてほしいと当院に来院した。

観察
寒気。咳。くしゃみ頻作。鼻水がだらだら止まらない状態。風邪の初期症状で風寒証。
脈診：浮・緊
舌診：舌苔薄白

取穴と手技
風池：切皮後、鍼尖を鼻に向け、斜刺0.5寸刺入。導気法をする
風府：切皮後、下方に向け、やや斜刺0.5寸刺入。導気法をする
大椎、身柱：それぞれ円筒灸（カマヤミニ灸）2壮
外関、合谷：それぞれ切皮後、直刺0.3寸刺入。導気法をする

経過
鍼灸治療を行っているうちに、咳、鼻水が徐々に止まった。治療が終わってから「体がぽかぽかと温かくなり、寒気が大分取れた」と嬉しそうに述べた。1回の治療で寒気、咳、くしゃみ、鼻水などの症状は大幅に寛解した。

上記の患者は、「鍼灸治療は薬を飲むより効きが早いね。薬の副作用の心配もないので安心」と仰っていました。

鍼灸治療は風邪に対して有効性があるという情報が広がっていくことを期待しています。

Q73

喘息発作時に即時有効な経穴はありますか？

天突・定喘を使いましょう。

　喘息の発作で息が苦しくなったり、乾咳や痰が喉に絡んで、夜間に悪化することから眠れなくなる患者もいます。喘息発作は、投薬によって一時的に症状を抑えることができますが、時間の経過とともに元に戻ってしまい苦しむ人もいます。
　そんなとき、鍼灸治療を併用すれば、治療効果を高めることができます。喘息には①天突、②定喘に鍼灸することで、発作を止めることができ、速効性が期待できます。

①天突

　天突は任脈の経穴であり、胸骨柄の上の陥凹の中にあります。「天」とは天気と相い通ずるの意味で、「突」とは突出するということで、煙突の出口（天突の位置構造と似ている）という意味です。中医学の臓腑学説では肺は気道を通じて呼吸を司ります。そのことから、天突には通利肺気（肺気を通じさせる）の作用があることが理解できます。
　痰が気道を阻んだことによる肺気不宣が原因である場合、通利肺気、化痰止喘（痰濁を除去することで喘息を止める）の効果をもつ天突に灸をすれば、温熱が天突を通って、喉や気道に阻滞した痰液を溶かして運ぶことができます。
　そのため、気道の通気機能がいっそう早く改善され、喘息を早く止める効果が現れるのです。

②定喘（奇穴）

　定喘は奇穴の一つであり、大椎の外方5分の所に左右各1穴あります。穴名だけをみて、喘息だけに効くツボと誤解されやすいですが、実は止喘作用だけではなく、

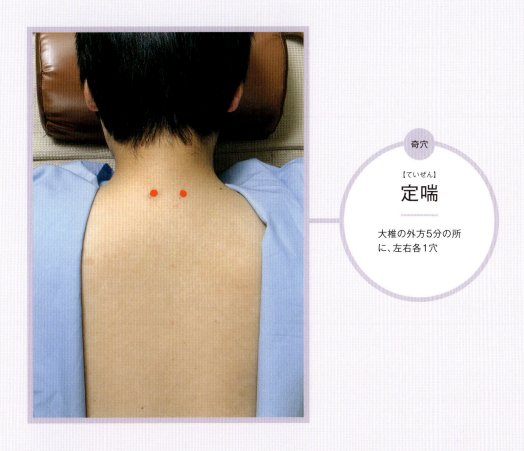

奇穴

【ていぜん】
定喘

大椎の外方5分の所に、左右各1穴

止咳作用にも優れています。
　臨床において定喘は、喘息、咳、呼吸困難などに効果があるという報告が多いです。また、定喘を切皮した後、ゆっくり捻転しながら0.7～1寸まで刺入し、そこで導気法を行うと、鍼の酸麻脹感が徐々に深部まで伝わります。
　結果、患者の喘息によって浅くなっていた呼吸と、喉の詰りなどの苦痛がすぐに解消します。詰っていて重い胸部が楽になるのでお勧めです。

Q74
小児喘息に対する治療のポイントを教えてください。

ローラー鍼を使った治療と、そのポイントを紹介しましょう。

　小児喘息は、小児によくある病気です。風邪は、小児喘息を誘発する主な病気で、寒い時期、特に真冬に好発します。小児喘息は上気道の病で、アレルギーと密接な関係を持ちます。小児喘息の治療は、発作期の対処治療と安静期の体質改善治療の2つに分けられます。

　一般的に発作時に病院で行われる治療には、気管支拡張剤、去痰剤および抗生物質などが処方されます。しかし、安静期（発作が出ていないとき）には症状がないので、そのまま放置する場合が多いです。

　中医治療の視点から考えると、小児喘息発作期の鍼灸治療は速効性があります。小児喘息の発作期の主症状は起坐呼吸、喘息、呼吸困難、痰のつまり、などがあります。治則は宣肺平喘（風邪を疏散して肺の機能を正常にして、喘息を改消する）、化痰降逆（気滞を降下して痰を除去する）です。

　治療法は、ローラー鍼をお勧めします。小児喘息の場合、ローラー鍼は優先的に選ぶ治療法です。安静時の場合にも、健脾補肺、免疫力を高める治療を行うことで、

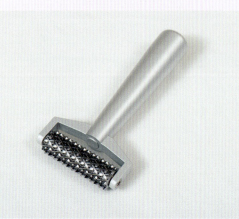

ローラー鍼（大）

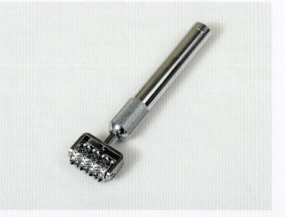

ローラー鍼（小）

小児喘息の再発や発作の軽減に役に立ちます。

　小児は鍼を見るとそれだけで怖がるので、毫鍼を使った治療が難しいです。ローラー鍼は、刺さずに皮膚に摩擦の刺激を加えるもので、小児は治療中も安心できます。ローラー鍼を操作するときは、力を強く入れずに、皮膚、または経穴を軽く摩擦します。繰り返し行うと、局所にやや紅色が出ますが、これは正常な反応です。

　発作期の病理に基づいて背部の定喘（奇穴。p.137）、大椎、肺兪、胸部の膻中、天突および、頚部両側の胸鎖乳突筋、魚際が有効です。

　1回の治療は30分ほどかけます。その後、熱い蒸しタオルで両肩甲骨の間と膻中の周囲を温めると、喘息を抑える効果が高くなるでしょう。

　安静期には四肢の肘、膝より下の太陰経や陽明経の経絡の流れに沿って、ゆっくりと、往復50回ローラーします。局所では、やや紅色が現れるのが効いていることを示します。また、百会、天突を加えるとより効果的です。小児喘息の発症と慢性化は、子供の体質と体力に関わります。そのため、平時からの子供の養生は大切なこ

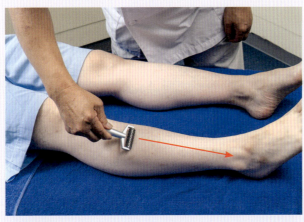

足の陽明胃経

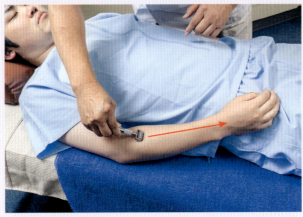

手の陽明大腸経

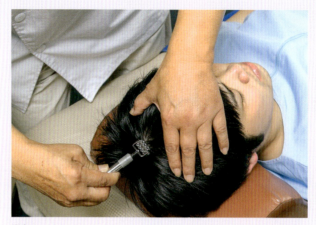

百会

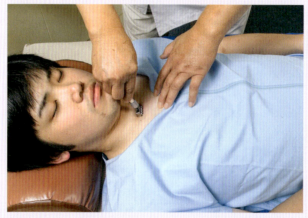

天突

とです。
　また、一般論ではありますが元気な子供を育てるため、以下のことをお勧めます。
　1．幼児は毎日1時間以上の日光浴が必要です。
　2．偏食しないように食べ物のバランスを工夫します。
　3．風邪をひかないように注意しましょう。

Q75

アトピー性皮膚炎への鍼灸治療は
有効なのでしょうか。

ポイントを絞って考えることで、
有効性が見えてきます。

　アトピー性皮膚炎は、かなり難治性の病気で、発症原因を把握することが困難なため、的確な治療法がなかなかみつかりません。また、日本の高湿度の気候や、食事の偏り、そして治療のためにステロイド（副腎皮質ホルモン）を長期的に使用することなどにより、病状はますます複雑となり、治療も一筋縄ではいかなくなる場合が多いです。アトピー性皮膚炎の代表的な症状は皮膚に現れ、痒み（痒）、ヒリヒリする痛み（痛）、白色または黄色の滲出液（液）、局所の熱感（熱）、皮膚の肥厚・苔蘚化（厚）、です。

　中医学的には、皮膚の熱感・痒・痛の症状は熱邪によって生じ、熱邪の程度によって、痒みと痛みの症状に違いが生まれます。軽い熱邪の場合は痒みがあり、強い熱毒の場合は、ヒリヒリした痛みが現れます。湿邪が皮膚に外溢すると白い滲出液が出ますが、これに熱が加わり湿熱邪となると滲出液は黄色になります。

　熱邪が血分に入り血熱になると病勢は深刻になり、皮膚のヒリヒリした痛みが痒みより強くなり、皮膚の熱感を生じます。熱毒は血中の津液を消耗し、皮膚の栄養分が不足するため、皮膚の変性（カサカサ、肥厚、苔蘚化）が起こります。

　臨床では一般論として、アトピー性皮膚炎は2つの時期に分けられます。

①初発期（急性発作期）

　耐えられないほどの痒み・ヒリヒリした痛み・熱感・滲出液が代表的な症状で、同時に目の充血・口苦・尿黄・便秘などの症状も随伴します。それは実証（実熱など）に相当します。治療の際、瀉法による標治が中心となり、袪湿、清熱瀉火（熱邪を除去する）、袪瘀を考えます。治療では大椎、曲池、合谷、陰陵泉、血海、三陰交などの経穴を用います。以下が注意点です。

> **攻邪の目標を選ぶ**
>
> 湿邪、熱邪、熱毒など、しっかり目標を区別して経穴を選ぶ必要があります。理由としては、すべてを目標にしてやろうとすると、経穴数が多くなるうえ、正気が減少する恐れがあるからです。
>
> **体内から病邪を排出する出口を作る**
>
> 清熱瀉火の作用がある曲池などを使用する場合がありますが、そこに排便作用のある経穴を加えると、熱と便、ともにうまく排出することができ、清熱の作用をいっそう高めることができます。そのため、清熱と同時に、熱を排出する出口が必要でしょう。

②安静期（緩解期）

　一方安静期になると、皮膚の肥厚・苔癬化・色素沈着・軽い痒み・熱感があっても、ヒリヒリする痛みはありません。ヒリヒリする痛みの有無が熱邪の強さを判断する基準となります。しかし、臨床では、実証だけではなく、虚実挟雑証、あるいは虚証（虚熱）の場合もみられます。この虚実挟雑証や、虚証に属する皮膚炎こそが長い病歴をたどり、繰り返す、なかなか治らない頑固なアトピー性皮膚炎なのです。治療の際は、陰血を補いながら清熱、涼血、化瘀を併用します。

　よく使用する経穴として、支溝、行間、太陽、印堂、足三里、復溜、血海などがあげられます。安静期の治療の際にも、以下のようなポイントがあります。

> **治療原則について**
>
> 本虚が中心で、標実（血熱）を伴う場合は、治療原則は、祛邪よりも扶正することが大切です。頑固なアトピー性皮膚炎には複雑な症状が現れます。その理由は、体の正気の消耗による正気虚弱がベースにあって、邪気がこれに乗じて深く血分に侵入することによります。
>
> こうした場合、血熱による症状があっても、強い祛邪法を用いると、正気をさらに損傷してしまいます。そのため、正気衰弱の患者に強い瀉法は望ましくありません。扶正することによって正気が強くなれば祛邪の力も強くなり、深部の熱毒を取り除く作用が強められます。

> **治療の手順について**
>
> ここで、標治法をどのように取り入れるかが問題です。もちろんこれは患者の実情により判断する必要があります。一般的な手順は、①清熱利湿、②清熱涼血、③清熱化瘀です。いずれの段階でも清熱を中心に置くことを考えます。熱毒は1日も早く取り除かなければ、皮膚の痒・痛・熱の症状は消失しません。
>
> また、熱毒の存在によって血熱・血瘀が形成されやすいので、体の正気も消耗されやすくなります。したがって、熱毒はアトピー性皮膚炎の大敵ですが、この熱毒に対する清熱法は強い瀉法が必要となります。

上述のポイントを重点において治療することで、アトピー性皮膚炎への鍼灸治療が有効であることが理解できます。

Part 6 さまざまな症状への質問

Q76

軟便や下痢をしやすい患者に対する
鍼灸治療のポイントは何ですか？

健脾を第一優先します。

　軟便や下痢をしやすい人の体質は 脾気不足、胃腸虚弱、あるいは脾腎両虚が多く見られます。脾気虚または脾陽腎陽不振のため、運化水穀、分清別濁、温化水飲などの働きが弱く、常に軟便や大便の回数が増えることはよくあります。加えて気候の変化や、飲食の不摂生などが原因で、風寒、寒湿、湿熱など外邪が侵入し、特に寒湿の陰邪によって、脾腎の陽気が最も消耗、阻害され、症状が悪化になりやすく、下痢も現れます。

　または疲労、ストレス、七情などの原因より、肝鬱状態になり、肝の疏泄の働きが影響されて脾気が消耗すると、木乗土（肝木が脾土を酷使し過ぎること）となり、下痢と便秘が交互する症状が現れます。

　鍼灸治療のポイントは 健脾補腎、分清濁（腸の栄養の吸収と不用なものを除去すること）がメインになります。陰邪寒湿がひどいときは、補脾腎、温陽気、祛寒湿を加え、七情ストレス木乗土肝鬱傷脾の場合は、疏肝理気、健脾止瀉を加えます。

健脾補腎分別

取穴と手技

脾兪、腎兪、三焦兪、関元兪、気海兪、大腸兪、小腸兪、膀胱兪：それぞれ切皮後、椎体に向け、やや斜刺で0.3寸〜1.0寸刺入。平補平瀉法をする
太渓、足三里、上巨虚、下巨虚：それぞれ切皮後、直刺0.3〜1.0寸刺入。導気法をする
太白：円筒灸（カマヤミニ灸）2壮

湿重

取穴と手技

中脘、水分、三陰交、陰陵泉、水泉：それぞれ切皮後、直刺0.3〜0.8寸刺入。灸頭鍼をする
豊隆：切皮後、直刺0.8寸刺入。導気法をする

肝鬱

取穴と手技

肝兪、膈兪：それぞれ切皮後、椎体に向けやや斜刺0.5寸刺入。平補平瀉法をする
期門、膻中：それぞれ切皮後、沿皮刺0.5寸刺入。括法をする
内関、陽陵泉、太衝：それぞれ切皮後、直刺0.3〜0.8寸刺入。導気法をする

　軟便や下痢の鍼灸治療ポイントとしては、健脾が第一優先です。また脾の陽気を増すため、元気の源、精気を蔵する腎を補うことも考えます。疏肝理気か、温腎散寒、あるいは祛風寒湿熱、どれを追加して治療するのか、詳しい弁証をして決めます。

Q77

関節リウマチに対する鍼灸治療はどこまで可能でしょうか？

患者の状態と治療を受けるタイミングによります。

　関節リウマチとは原因不明の自己免疫疾患の一つです。リウマチの初期は、関節を包んでいる滑膜に炎症が起こり、滑膜の腫れ、増殖が起こります。さらに進行すると、関節を構成する軟骨や骨が徐々に破壊され、関節が変形してしまいます。関節リウマチの主な症状は、全身に対称的にある関節に炎症が起こり、腫れ、痛み、朝のこわばりを生じます。また、全身がだるい、微熱が続くなどの関節以外の症状も現れます。

　リウマチの治療目標は、症状の緩和・解消と、関節の破壊の進行を止めること、そして日常生活の質を改善することです。鍼灸治療は関節リウマチに対してどこまで有効なのでしょうか？

　当院では、早期、3年末満の関節リウマチ患者には関節の赤みや、腫れ、痛みなどの症状を徐々に緩和解消させ、病症の進行を止め、関節の変形を起こさないように治療します。その結果、ステロイド剤、抗リウマチ剤、鎮痛剤などの用量も徐々に減らし、血液検査データも正常傾向に向かい、ほぼ治癒の状態になることが多いです。

　進行期（3〜10年）のリウマチ患者には、鍼灸治療で全身の症状（微熱や気候の変化によって体調が変わることなど）もなくなり、関節のこわばり、腫れ、痛み、変形状態を緩和改善させます。次第にステロイド剤を使わなくなり、他の薬用量もだんだん減らし、週1回の抗リウマチ剤のみ維持量で、鎮痛剤もほとんど使わなくなります。この場合、血液検査データもほぼ正常値に近づき、安定状態になります。

　10年以上のリウマチの患者に対しては、鍼灸治療で変形した関節周囲の縮んだ筋を伸ばし、ほかのリウマチの主な症状を緩和させていきます。その結果生活の質も改善します。ステロイド剤を使わず、他の薬も維持量でほぼ安定状態になっていきま

す。
　臨床での経験をまとめてみると、鍼灸治療は 関節リウマチの異常状態から正常に向かって、全身の症状と関節の炎症などのメイン症状を緩和解消させ、関節の変形も止める効果があると私は考えます。

Q78

関節リウマチの腫れや、痛みのある部位に灸は使えますか？

炎症がひどくない場合は、使えます。

　関節リウマチを持つ方の体質は、肝脾腎虚弱が多いです。そのため寒湿の内邪が体の中に生じやすく、また外からの風寒湿の外邪が体に侵入されやすい傾向があります。

　寒湿は陰邪の留滞、凝滞の特性を持ちます。風邪は流動性があり、風寒、あるいは風湿が合わさって関節を犯すことが多く見られます。関節が寒湿を溜めているため、腫れや痛みがひどくなります。またこの腫れ、痛みは風邪の影響であちこちの関節に流動的に移動します。

　灸は陽気を補い、陰邪である寒湿を除くことに向いています。さらに、灸で肝・脾・腎を補い、肝の疏泄効果、脾の水湿運化、腎の温煦祛寒（温めて寒気を除去する）、蒸化水湿（水湿を温めて蒸発させる）などの働きを促進させることで、寒湿を徐々に除くことができ、気血の巡りも改善させます。また、中医学理論の「血行風自滅」のとおり、血行がよくなると風邪も自然に消滅します。そのため、灸はリウマチの腫れや痛みがある所に使います。当院の鍼灸臨床では治療の実績が出ています。

　なお、リウマチの発作（炎症）が酷いときには、関節に溜まっている湿邪が熱化し、局所に腫れや痛み、加えて赤みや熱もあることがあります。この場合の灸を使った治療には注意が必要で、局所に対しては鍼を主に用いて、灸はやや遠いツボか、腫れた所の周辺に使います。

Q79

黄班変性症に対する鍼灸治療は有効ですか？

黄班変性症に対する鍼灸治療は可能です。

　黄班変性症は中高年に多発する退行性病変です。黄班変性症の病理病態はわかっていますが、特効な薬と治療法はまだ見つかっていません。

　中医学では、目の病は目の内障病と外障病の2つに分けられます。黄班変性症は目の内障病に属します。中医五輪八廓説により瞳孔は腎に該当する部位であり、視神経、黄班等の病態はまず腎を治すことが大切です。

　また、角膜は肝に該当する部位であり、肝の治療も無視できません。中医治療では、目の局所を見ながら、体の全体像をチェックすることが重要です。そのなかで、特に脾胃に注目します。

　臨床では、黄班変性症の弁証は肝腎両虚証と脾腎両虚証の2つが多いです。証を立てたら、次は、その証に合う経絡、経穴、鍼灸法、または薬を選びます。

　それでは、当院の治療例を紹介します。

患者について

50代男性。会社の管理職を務めており、学生時代から近眼が酷い様子。
仕事中、細かい数字をチェックするため、目の酷使により、視力の減退が激しくなり、1週間前に視力が0.4から0.01まで下がる。また、画像を見ると線が曲がったり、断裂したりすることがみえるので、眼科の検査で黄班変性症だと診断された。
その後、ステロイド剤の服用を始め、最初の2週間の服用で視力は一度0.06まで上がったが、その後再度0.01まで下がってしまい、有効な薬と治療法がないのでステロイド剤をそのまま半年飲む。病状は徐々に悪化し、眼底検査では黄班部蒼白で眼底多所に出血があり、血管周囲の水腫が酷い。視力はほとんど0になった。担当医に「眼科治療は限界です。漢方や鍼灸の治療はどうですか」とすすめられて、当院のホームページを調べて来院。

観察

患者はほとんど目が見えない状態で、家族が彼を連れてくる。
脈：細・弱
舌：舌質淡・苔薄白
眼部検査：瞳孔縮小。混濁。上眼瞼は軟弱で無力、やや下垂。
弁証：五輪八廓説により上眼瞼は脾に属し、瞳孔は腎に属すので、全体像から見れば脾腎両虚証と立てる。

治則

健脾益気昇清、補腎益精明目

取穴と手技

脾兪、胃兪、腎兪、志室：それぞれ切皮後、椎体に向けやや斜刺で0.5寸刺入。捻転補法をする
足三里、絶骨、太渓：それぞれ切皮後、直刺で0.3～1.0寸刺入。捻転補法をする
風府：切皮後、下に向けやや斜刺で0.5寸刺入。導気法をする
百会：切皮後、直刺で0.2寸刺入する

経過

2週間の鍼灸治療により、目の重だるい感じと、上眼瞼の下垂感が減った。視力は物と大きな文字はボヤーとみえる程度になった。1ヵ月後、眼科の眼底写真では、眼底出血が減り、血管周囲の水腫も吸収されたことがわかった。
鍼灸効果を高めるため百会に灸頭鍼を追加した。
そのまま、3ヵ月の治療後、眼科の検査により眼底写真では、血管周囲の水腫が完全吸収され、出血の範囲も大分小さくなっていることがわかり、また、拡大鏡を使えば新聞もゆっくり読めた。
1年後、患者の視力は0.3まで回復し、拡大鏡を使わなくても、資料や新聞が読めるほどの状態まで回復した。その後、1週間に1度の治療を継続し、さらに、半年後からは2週間に1度の治療で鍼灸治効を維持する。その後、数回の眼底写真を撮ったが、出血は完全に消え黄斑部、視神経乳頭部の蒼白色も改善されたこともわかった。

当院では、2008年から今まで、12名の黄斑変性症の治療をしてきました。そのなかで、11名の方は鍼灸治療後、視力の改善回復ができ、眼底写真の検査でも変わったことが判明しました（1名は途中で治療を中断されました）。

Q80

緑内障の高眼圧を下げる経穴はありますか？

よく使う経穴は曲池で、肝腎陰虚の場合は、太渓、復溜、三陰交などを使います。

　中医学では、緑内障のことを「緑風内障」「青風内障」と言います。弁証では、肝火、肝腎陰虚、気血両虚などに分けられます。この弁証のなかで、高眼圧に関係してくるのが、実火である肝火と、虚火である肝腎陰虚で、両者ともに熱証です。臨床では緑内障を弁証したうえでしっかりと治療を行うと、眼圧を下げる治効が見られます。

　高眼圧によく使う経穴は、曲池です。曲池は、肘を屈曲させると肘部に浅い池のような陥凹ができることが、穴名の由来となっています。手の陽明大腸経の合（土）穴で、五行説において土は火の子であり、火熱実証の場合にはその子を瀉します。手の陽明大腸経の合（土）穴である曲池を瀉すれば、優れた清熱瀉火（熱邪を除去する）の効果が期待でき、肝火（実火）による高眼圧を下げることができます。

　肝腎陰虚による虚火で生じた高眼圧の場合は、清熱瀉火の瀉法は行いません。もし行うと陰を傷つけ、陰虚はさらに悪化する恐れがあるからです。

　虚火の場合は、まず大量の滋陰、養陰の穴位である太渓、復溜、三陰交などを用いて体内の陰液が増えた後に、曲池を用いるのがよいと思われます。また、曲池には単なる瀉法ではなく、導気法を行うと虚火がうまく順調に下がり、眼圧も下げることができるでしょう。

Q81 低眼圧の緑内障に対して、鍼灸治療で眼圧を上昇させることができるのでしょうか。

低眼圧の緑内障でも鍼灸治療をすることは可能です。

　緑内障は、高眼圧緑内障と低眼圧緑内障の2つに分けられます。低眼圧緑内障は、長時間眼圧が低くなると、房水の流れが悪くなり、視神経が蒼白、萎縮し、視野が狭くなります。最悪の場合は、失明します。

　残念ながら蒼白、萎縮した視神経は二度と戻すことができないため、失明する前に、早期発見、早期治療する必要があります。
　緑内障は手術や点眼薬などにより、眼圧を正常に戻すことができますが、効果があまり感じられない場合もあります。その場合は、鍼灸治療によって、眼圧を徐々に上げて、視神経への障害を最大限に避けることができます。
　ここでは中医学鍼灸治療による低眼圧緑内障に対して、眼圧を上昇させることができる例を紹介します。
　まず最初に、中医学治療に基づき、どういった病因（病気の原因）によって、何がどのようにバランスを崩しているのかを見極めるために、証を立てて、弁証の結果から、治療方法を決めることが大切です。
　本書では、脾胃虚弱（気血両虚）を例として説明します。

脾胃虚弱（気血両虚）
　脾胃は気血生成に関与し、脾胃の機能が失調することで気血が不足します。
　そのため、眼圧が低下し、視神経に栄養が届かず、視神経が蒼白、萎縮してしまいます。その他に、脾は水液の代謝（水液の運化）を司っていますが、この働きが低下して、体内に水液が停滞し、病理産物が発生し、経絡の流れが滞ることでも起こります。

これらは、過労や思慮過多、慢性疾患、後天不足などにより、脾気を消耗し、運化機能が失調することが原因で起きているのです。症状としては、顔面蒼白、倦怠感、動くのが億劫、動悸、息切れ、めまい、立ちくらみ、食欲不振、下痢または軟便などの症状が現れます。治療の際は以下の治則と経穴、手技を用います。

治則
健脾益気、昇圧

取穴と手技
脾兪、胃兪、膈兪：それぞれ切皮後、椎体に向け斜刺0.5寸刺入。捻転補法をする
中脘、足三里、豊隆、血海、三陰交、太衝：それぞれ切皮後、直刺0.3～1.0寸刺入。補法をする
百会：切皮後、後方に向けやや斜刺0.2寸刺入。灸頭鍼をする
攢竹：切皮後、下方に向け沿皮刺0.3寸刺入。括法をする
太陽：切皮後、後方に向け、沿皮刺0.5寸刺入。括法をする
新明2（奇穴。眉外端より直上1寸の所から、後方へ0.5寸）：切皮後、前方に向け沿皮刺0.5寸刺入。括法をする

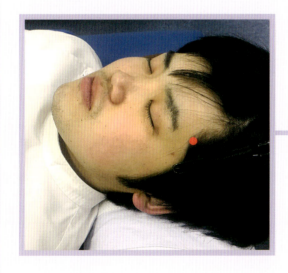

奇穴

【しんめい2ー】
新明2

眉外端より直上1寸の所から、後方へ0.5寸の所

　これらの選穴理由は、「気は血の帥、気が行くと血も行ける」という言葉からです。養血の経穴より、益気の経穴を多めに取穴することが必要なのです。また、百会は頭頂部にあり、気血を上昇させます。この経穴を用いると、低眼圧の緑内障に効くのです。

低眼圧緑内障の鍼灸治療は、非常に時間がかかります。
　先述したようにしっかりとポイントを理解して、東洋医学的な要因を追究し、メカニズムが分析できれば、鍼灸治療により低眼圧の緑内障を改善することができるでしょう。

Q82

不眠を解消する鍼灸治療はありますか？

不眠のタイプを見分けて治療しましょう。

　不眠の病因病理は、先天不足または後天飲食失調、七情内傷、生活不規則、ストレス、慢性疾病や各種の消耗などが原因で、体の陰陽バランス失調状態になり、主に神を蔵する心の病変（陰虚火旺、熱盛、気血不足など）で心神不安、心神喪失の状態になると不眠が引き起こされます。それ以外に、不眠に関与する臓腑は特に脾胃、肝胆、腎です。

　鍼灸治療は体の陰陽バランスを整え、臓腑の働きを調節し、不足な気血津液精などの生理物質を補います。さらに痰湿火熱などの病理的な邪気を除き、気血の巡りをよくする作用もあります。そのため適当な鍼灸治療を行うと、不眠の治療にはよりよい効果が見られます。弁証論治では、以下のように約5種類に分けられます。

①（心肝腎）陰虚火旺タイプ

観察

主な症状：心煩。浅眠。動悸。不安。めまい。耳鳴り。健忘。のぼせ。ほてり。咽乾。盗汗
舌診：舌質絳紅、乾痩・舌苔少
脈診：細・数・無力

治則

滋陰降火、清心安神

取穴と手技

厥陰兪、心兪、肝兪、志室：それぞれ切皮後、椎体に向け斜刺0.3～0.8寸刺入。捻転補法をする
印堂：それぞれ切皮後、下に向けて沿皮刺0.3寸刺入。括法をする
内関、太渓：それぞれ切皮後、直刺0.3寸刺入。陰経刺法をする
行間、然谷：それぞれ切皮後、直刺0.2～0.4寸刺入。瀉法をする
湧泉、失眠（奇穴。足底踵部の後方中点と足中指との直線上、下方1/8の所）：それぞれ円筒灸（カマヤミニ灸）1壮
神門：切皮後、直刺0.2寸

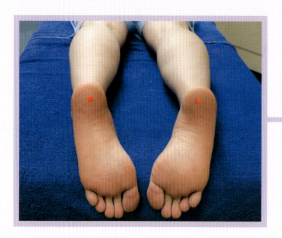

奇穴

【しつみん】
失眠

足底踵部の後方中点と足中指との直線上、下方1/8の所

---

②心脾両虚タイプ

観察

主な症状：眠れないまたは多夢。夜中に何回も目覚めて再入眠が困難。動悸。めまい。疲れやすい。食欲不振。顔色つやがない。
舌診：苔薄白・舌質淡
脈診：細・弱

治則

健脾益気、養心安神

取穴と手技

四神聡：切皮後、直刺0.2寸
安眠2（奇穴：乳様突起部の後方、胸鎖乳突筋の停止部より後方0.5寸）：それぞれ切皮後、直刺0.8寸刺入。導気法をする
厥陰兪、心兪、膈兪、肝兪、脾兪：それぞれ切皮後、椎体に向け斜刺0.5～0.8寸刺入。捻転補法をする
血海、三陰交、足三里、絶骨：それぞれ、切皮後0.3～0.8寸、捻転補法をする
百会：棒灸5分
足三太穴（太渓、太白、太衝の総称）：円筒灸（カマヤミニ灸）1壮

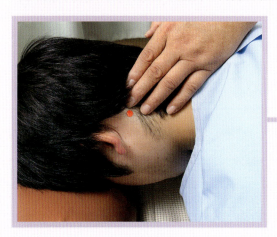

奇穴

【あんみんつー】
安眠2

乳様突起部の後方、胸鎖乳突筋の停止部より後方0.5寸の陥凹

③肝気犯胃タイプ

観察

主な症状：胃腸膨満。つかえによる寝つきの悪さ。心煩。不安。ゲップ。軟便と便秘が交互する。口膩。
舌診：苔膩滑有津
脈診：滑・弦
弁証：肝胃不和証

治則

疏肝理気、和胃安眠

> 取穴と手技

心兪、肝兪、脾兪、胃兪：それぞれ切皮後、椎体に向け斜刺0.3～0.8寸刺入。平補平瀉法をする
手、足三里、豊隆、陽陵泉、内関：それぞれ切皮後、直刺0.3～1.0寸刺入。導気法をする
大陵：切皮後、直刺0.3寸刺入。瀉法をする
巨闕、中脘：それぞれ切皮後、直刺0.5～1寸刺入。導気法をする

④心胆気虚タイプ

> 観察

主な症状：寝つきが悪い。悪夢。目覚めやすい。神経質であり、驚きやすい。動悸。気短。疲れやすい。めまい
舌診：舌質淡・舌苔薄白
脈診：弦・細

> 治則

益腎壮胆、祛痰養心、安眠

> 取穴と手技

厥陰兪、心兪、胆兪：それぞれ切皮後、椎体に向け斜刺0.5～0.8寸、捻転補法する
風池、安眠、陽陵泉、豊隆：それぞれ切皮後、直刺0.5～1.0寸、導気法する
足三里、丘墟：それぞれ切皮後、直刺0.2～1.0寸。
印堂（奇穴。p.65）、膻中：それぞれ切皮後、下に向けて沿皮刺0.3～0.5寸刺入。括法をする
四神聡：切皮後、直刺0.2寸刺入。

⑤肝心火旺タイプ

観察

主な症状：不眠。躁動。怒りやすい。更に徹夜不眠。口渇口苦。目赤。頭痛。大便乾結。小便黄赤
舌象：舌質紅少津・舌苔黄燥
脈象：弦・緊・有力

治則

清肝瀉火、安眠

取穴と手技

肝兪、脾兪、厥陰兪：それぞれ切皮後、椎体に向け斜刺0.5寸刺入。軽瀉法をする
支溝、曲池、中脘、下脘、大横、足三里、上巨虚、陽輔：それぞれ切皮後、直刺0.5～1.2寸、瀉法をする
四神聡：切皮後、直刺0.2寸刺入
首面（奇穴。印堂より上1.5寸の所）：切皮後、印堂に向け沿皮刺1.0寸刺入。瀉法をする

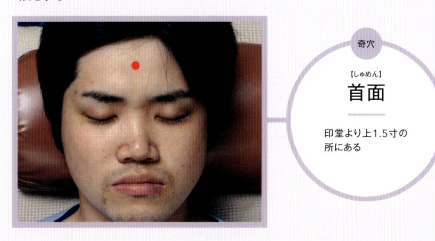

奇穴

【しゅめん】
首面

印堂より上1.5寸の所にある

不眠症に対する鍼灸治療は、副作用がほぼなく行えます。睡眠薬のように胃腸に負担をかけません。お昼になってもまだ頭が重い、眠気が強いという症状を残すことなく、人間の生理機能をバランス良く調節し、睡眠状態が徐々に正常傾向に向かい改善するという、よりよい効果が見られます。

Q83

鬱病に対する鍼灸治療のポイントは何ですか？

症状に応じて経穴と手技を使い分けることが大切です。

　肝は「喜条達悪抑鬱」と言われているように、情緒の抑鬱状態は肝の疏泄機能を低下させます。肝の疏泄機能が失調すると、気機が鬱滞した状態になるのです。情緒の抑鬱状態は肝鬱が病理の基本となっているので、疏肝解鬱を治療の基礎とします。臨床では、実証の鬱病と、虚実夾雑の鬱病があります。

実証鬱病の治療

　実証の鬱病には①肝気鬱結証、②気鬱化火証、③気滞痰阻証、④気滞血瘀証があります。

①肝気鬱結証

観察
舌診：舌質紅・舌苔薄白
脈診：弦

治則
疏肝解鬱

取穴と手技
肝兪、脾兪：それぞれ切皮後、椎体に向けやや斜刺0.1寸刺入。平補平瀉法をする
太衝、内関、足三里：それぞれ切皮後、直刺0.3〜1.0寸、導気法をする
膻中：切皮後、下に向け、沿皮刺0.5寸刺入。括法をする

②気鬱化火証

観察

舌診：舌質紅・舌苔黄
脈診：弦・数

治則

清肝瀉火

取穴と手技

大椎：切皮後、下方に斜刺0.8寸刺入。瀉法をする
支溝、行間、陽陵泉：それぞれ切皮後、直刺0.3〜1.0寸刺入。瀉法をする
内関：切皮後、直刺0.3寸刺入。導気法をする

③気滞痰阻証

観察

舌診：舌苔白膩
脈診：弦・滑

治則

理気化痰

取穴と手技

内関、中脘、水分、中極：それぞれ切皮後、直刺0.5〜1.0寸刺入。平補平瀉法をする
壇中：切皮後、下方に向け沿皮刺で刺入。括法をする
豊隆：切皮後、直刺0.8寸刺入。導気法をする

④気滞血瘀証

観察
舌診：舌質紫暗、瘀斑
脈診：細・渋

治則
理気、活血、化瘀

取穴と手技
肝兪、膈兪：それぞれ切皮後、椎体に向け斜刺0.8寸刺入。平補平瀉法をする
三陰交、合谷、太衝、陽陵泉：それぞれ切皮後、直刺0.3〜0.8寸。導気法をする

虚実夾雑の鬱病

虚実夾雑の鬱病としては、①肝鬱陰虚証、②肝鬱傷神証、③肝鬱気血虚証などがあります。

①肝鬱陰虚証

観察
舌診：舌質紅・舌苔少
脈診：弦・細・数

治則
滋養肝陰、解鬱

取穴と手技
肝兪、腎兪、志室：それぞれ切皮後、椎体に向けて斜刺0.5寸刺入。平補平瀉法をする
太渓、太衝、絶骨：それぞれ切皮後、直刺0.3寸刺入。補法をする
蠡溝：切皮後、直刺0.5寸刺入。導気法をする

②肝鬱傷神証

観察
舌診：舌質淡・舌苔白
脈診：弦・細

治則
疏肝、養心安神

取穴と手技
印堂（奇穴p.65）：切皮後、下に向け沿皮刺、0.3寸括法する
厥陰兪、肝兪、心兪：それぞれ切皮後、椎体に向けてやや斜刺0.5寸刺入。補法をする
神門：切皮後、陰郄に向けて斜刺0.3寸刺入。捻転補法をする
内関：切皮後、直刺0.5寸刺入。導気法をする

③肝鬱気血虚証

観察
舌診：舌質淡・舌苔白
脈診：虚・弦・細

治則
疏肝、補益気血

取穴と手技
肝兪、膈兪：それぞれ切皮後、椎体に向け斜刺0.5寸で刺入。補法をする
足三里、血海、気海：それぞれ切皮後、直刺0.5寸で刺入。捻転補法をする
壇中：切皮後、下に向け沿皮刺で刺入。括法をする
百会：棒灸をする

　各証は単独で現れるとは限らないので、それぞれの病状に応じて経穴と手技を使い分けることが必要です。

Q84

認知症の予防としての鍼灸治療は効果がありますか？

血流改善を促すことで、効果が期待できます。

　認知症とは、さまざまな原因で、脳の細胞が萎縮することによって日常生活に支障をきたす状態のことを言います。当院の鍼灸治療では、脳への血流増加を促し、脳細胞を活性化させることで認知症の予防効果を期待します。ここでいくつかの効果的な治療法や経穴を紹介します。

①項叢刺
（こうじゅうし）

　風府は小脳に近く、また、督脈の流注から考えると、督脈の経気は風府から直接脳に入っています。そのような風府の特徴を利用して、1970年代頃に上海市鍼灸経絡研究所の老中医・華延齢医師が、風府を中心とする「項叢刺」という刺法を編み出しました。

> **項叢刺の部位と治療方法**
>
> 部位は、風府を中心点として、後枕線（後頭骨の下縁）に沿って約1.5〜2cmの間隔で1点を取り、左右の完骨に向け3点を取ります。すなわち、風府を含み全体で7点を取ることになります。
> 方法は、中国鍼30号1.5寸を、後頭骨の下縁に沿って鍼尖はやや下方に向けて、7穴に直刺します。鍼尖を脳内に向かって刺入すると危険です。
> 深さは0.5〜0.8寸、人の肥痩により適切に対応します。
> 導気法を施した後に、灸頭鍼をします（銀鍼は導熱性が優れているので、できるだけ銀鍼を使うほうがよいと思います）。その後、赤外線を10分間照射します。
> 項叢刺は脳血流図検査により脳血流量が増加することがわかっているため、脳萎縮、アルツハイマー症、認知症などに効果があると言われています。

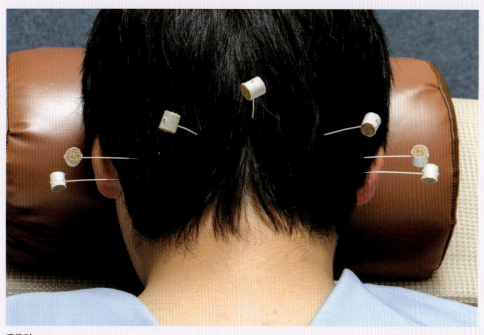

項叢刺

②脳清穴（奇穴）

　脳清穴は、下腿外側、解渓より上方2寸の所にあります。健脳、調神作用があり、嗜眠、めまい、健忘、もの忘れ、アルツハイマー症などに効果的です。

　鍼の深さは、直刺で0.5～0.8寸です。

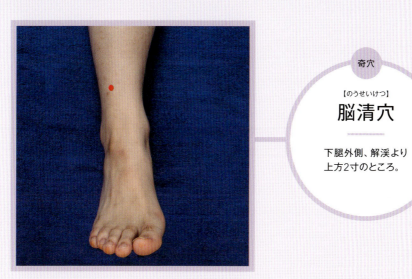

奇穴

【のうせいけつ】
脳清穴

下腿外側、解渓より
上方2寸のところ。

③百会

百会は、耳を前方に折り曲げて、両耳の尖端を結んだ線の中間点で、督脈と交叉するところに取ります。また、同身寸法で、頭部の正中線上、前髪際より5寸、後髪際より7寸のところに取ります。安神、醒脳開竅、昇提陽気作用などがあります。

古典においては、「頭は諸陽の会と為す」「精明の府」「脳は髄海と為す」「脳は元神の府と為す」という古説があるぐらい脳の重要性が強調されています。

もし加齢などの理由で、腎虚によって精髄が不足すると、脳が髄海空虚になり、健忘、不眠、集中力の低下、動作が遅緩、反応が鈍いなどといった認知症やアルツハイマーなどの脳中枢神経の疾病が現れます。

その場合に百会を取れば、醒脳開竅の治療効果が期待できます。

百会は大脳皮質の運動区の体表反射部位にあります。そのため百会に刺鍼や灸をすれば、大脳皮質の運動区の働きを促進し、アルツハイマー病など脳中枢神経の病気による反応の鈍さや、動作遅緩などを改善します。ＱＯＬを高めるうえでも有効でしょう。

ここで例をあげて説明しましょう。

患者について

83歳の女性。13年前、某大学付属病院にて認知症とパーキンソン症候群だと診断された。半年間の薬物療法を受けたが、病状の改善が見られないので中止された。その後、薬物の治療をやめて、友人の紹介で10年前から当院の治療を受けている。

観察

初診日の病状は、顔面灰白色、無表情。動作が鈍い。物忘れ。声が低い。寒がり。歩行不安定。
脈診：沈・弱
舌診：舌苔薄・舌質胖大
爪の甲診：甲蒼白、隆起有
弁証：腎陽虚弱、脳海空虚

治則

補腎醒脳、温通督脈

> **取穴と手技**

風池：切皮後、鼻に向け直刺0.5寸刺入。導気法をする
風府：切皮後、下に向け斜刺0.8寸刺入。導気法をする
大椎、至陽、命門：それぞれ円筒灸（カマヤミニ灸）2壮
腎兪：切皮後、椎体に向け斜刺0.8寸刺入。捻転補法をする
太渓、脳清穴（奇穴。p.165参照）：それぞれ切皮後、直刺0.3～0.5寸刺入。捻転補法をする
百会：棒灸を5分間する

> **経過**

週に1回治療を行う。治療を受けてから、患者の病状が次第に改善され、鍼灸治療開始から半年後、顔面の表情が正常に戻り、動作もうまく、速くなり、歩行の不安定がほとんど消えた。このまま治療を継続したところ、料理を作ったり、外出して買い物をしたりすることが一人でできるようになったため、以降は毎日楽しく暮らせるようになったとのことである。

あるとき、患者から次の報告があった。「昨日、某大学付属病院の脳神経内科の診察を受けた。担当医から、認知症がぜんぜん進行していない。自分で来院もして、素晴らしい」と驚かれたそうだ。

上述は、鍼灸治療により認知症の改善と予防効果がみられた例です。

当院は患者の認知症を予防、あるいは改善するために、精一杯治療に専念しています。

Part 6 さまざまな症状への質問

Q85

美容鍼灸は、顔だけに鍼をすればよいのでしょうか？

局所治療に加えて、全身を診ることでより効果を高めることができます。

　美容鍼灸を行う際、顔だけの鍼灸治療では理想的な効果が見られない場合があります。それはなぜでしょうか。
　それは、顔面も体の一部だからです。顔面の老化が体内の臓腑・経絡の変調に関わっているのです。顔の美容治療といっても、全身を整える治療が無視できません。ここでニキビを例として挙げます。

　ニキビを中医学的な見解から見ると、肺熱および脾胃湿熱、血熱が顔面の肌表に鬱滞している場合に起こる病です。
　その場合、通便排毒の下脘、水分、足三里、上巨虚などを瀉し、胃腸の宿便熱毒を排出します。同時に顔面部の鍼治療を加えて、顔面のニキビもきれいにする治療を行います。
　このように、美容鍼灸の時には顔だけに治療をするのではなく、臓腑のことも一緒に考えなければいけないのです。
　局所治療も必要ですが、全身を診て、体のバランスを整えることで、美容治療の効果をよりいっそう増やすことができます。

Q86

鍼灸治療で体質を改善することはできますか？

アレルギー反応に対する治療などで、効果を発揮できます。

　人間の体質は、遺伝、仕事、環境、生活習慣などの影響で徐々に変わっていきます。

　臨床現場での実践と、これまでの専門的な研究により、鍼灸治療は体の各種器官組織の働きや、生理状態を総合的に調節する効果があると認められてきました。

　だからこそ、人間内部にある各種先天的・後天的なアンバランス状態を整え、体質を改善することができるのです。しかし、先天、後天で起った臓器、肢体などの欠損や再生は大変難しいことです。

　当院の鍼灸治療を受けている方から「最近元気が出て、仕事が楽しいです」「なぜか今年は、1年間1度も風邪を引かなかったです」「いつも風邪をひいたら長引いてしまい3ヵ月経っても治らないことが多いですが、鍼灸治療を受けてからは風邪をひいても早くすっきり治るようになりました」など、いろいろと不思議かつ嬉しい話を聞くことがあります。

　これは鍼灸治療により患者の体質が改善されて起こった結果だと考えられます。2つの例を以下に示します。

例1

患者について

50代の女性。痩せ型、体重30kg、身長149cm。幼い頃から体が弱く、発熱、下痢により入退院を繰り返す。18歳の時に月経がようやく来潮した。社会人になっても、会社に勤務できず、週に2回のアルバイトしか出勤できない。一年中、鼻詰まり、喉の痛み、寒さがあり、元気な日が少ない。ほぼ一年中風邪を引いている状態で、いつも疲れやすく、脱力感がある。陽気虚弱の体質である。

> **観察**

脈診：沈・伏
舌診：舌苔白・舌質胖大
軟便下痢3、4回／日

> **治則**

大補元気、壮陽祛寒

> **取穴と手技**

大椎より腰兪まで順番に、督脈に円筒灸（カマヤミニ灸）を2壮ずつ据えた（督脈灸）。週に1回治療。

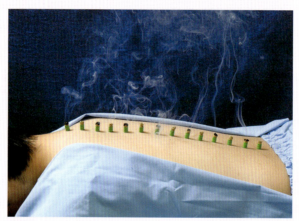

円筒灸による督脈灸

> **経過**

4回の治療により患者は元気が出て、寒がり、冷えはだいぶ減った。そのまま3ヵ月治療を行い、長年苦しんでいた鼻詰り、喉の痛みが完全に消えた。顔色に艶が出て、脱力感もなくなった。食欲が上がって、体重は5kg増えた。一番嬉しいことは風邪が流行している時期に家族が次々と風邪にかかったが、彼女だけかからずに元気に暮らしていることだという。

例2

患者について

30代の女性。アレルギー体質を持ち、幼年から小児喘息に罹っている。毎年、冬、春の寒い時期または、夏の台風が来る前に発作が起こる。1回発作すれば治りにくく、1ヵ月以上の時間を経て症状が消える。平時、息が足りない、疲れやすい。重労働の家事はできず、事務のアルバイトを担当する。発作時に病院の治療を受け、安静時には漢方薬を飲むことが20年以上続いている。当院の鍼灸治療における喘息の実績を聞いて来院。

観察

痩せ型。顔色蒼白。艶がない。喘々不安。呼吸困難。喉に痰が詰り、ゴロゴロ聞える。胸が苦しい。食欲がない。腹脹。軟便。小便黄色。
脈診：弦・滑
舌診：舌苔膩黄白色
耳診：肺区、脾区、神門紅色しており圧痛が顕著
経絡診：肺兪、身柱、列欠、沢下（奇穴。尺沢より下1寸の所にある）、豊隆、陰陵泉には圧痛がある
肺失宣発、痰湿内阻

治則

宣肺、化痰平喘

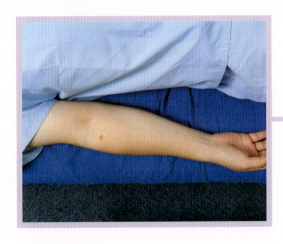

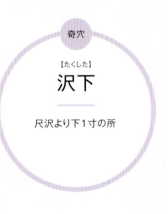

奇穴

【たくした】
沢下

尺沢より下1寸の所

取穴と手技

肺兪：切皮後、椎体に向け斜刺0.3寸刺入。捻転補法をする
定喘（奇穴。p.137）：切皮後、椎体に向けやや斜刺0.8寸刺入。導気法をする
天突、太白：それぞれ円筒灸（カマヤミニ灸）各2壮
列缺：切皮後、肘に向け、沿皮刺0.3寸刺入。括法をする
合谷、豊隆、陰陵泉：それぞれ切皮後、直刺0.3寸刺入。導気法をする
魚際：切皮後、直刺0.3寸刺入。瀉法をする

> **経過**
>
> 30分の置鍼の間に患者の喘々不安が徐々に抑えられ、苦しそうな状態から解放された。抜鍼後、患者が数回の黄色粘稠の痰を吐き出し、「あ～、楽になった」と言った。翌日、もう1回施術し、喘息の症状が完全に消えた。
> アレルギーの体質は喘息発作の根本的な原因だ。いわゆる、「正気存内邪不可干、邪之所湊其気必虚」（人間の正気が存在するからこそ、邪気は体を犯すことができず、もし邪気が体を犯したら、その根本的な理由は正気虚弱があることである）ということである。そのため、アレルギー体質、気虚体質の根本治療が必要であった。この患者の場合、体質改善のために週に1回来院し、大椎、肺兪、身柱、足三里、膻中、内関などの経穴を取り、多壮灸をした。3ヵ月の治療により、喘息の急性発作が1回も起こらなくなった。常に元気が出て、仕事への意欲も増えた。食欲も増えて、体重が4kg増えた。8ヵ月の治療後、冬になり、心配な喘息好発期を迎えたが、患者は十分な休みを取り、生卵、海鮮類などの生食は食べないようにして、鍼灸治療もしっかり受けることで、無事に暮らしている。患者のアレルギー、気虚体質の改善により喘息の再発はなくなった。

　なぜ、鍼灸治療でアレルギーや気虚の体質改善ができたのでしょうか。

　過去の研究では、鍼灸治療後、人の肺活量・最大通気量・1秒間の通気量の増加が認められた結果があります[1]。また、最大呼気流速・肺の容量も顕著に増加しました。この件については鍼よりも、灸の免疫機能の調節が注目されています。

　また別の研究論文によると、10例の灸治療のうち、9例のリンパ細胞転換率が正常に戻り、またそのほかの論文によると18例の喘息の方への灸治療で、E－ロゼット形成試験の結果が13例正常に戻りました[2]。それと同時に、補体C3、C4の下降もわかりました。

　これらの結果により、喘息の鍼灸治療は急性発作でも、安静期の体質改善でもその有効性が科学的に証明されています。臨床では鍼灸によるアレルギー体質改善が広く活用できるので、お勧めです。

1）林宏,隔姜灸による肺気虚証の喘息の温補治療の観察.鍼灸論文摘要.p.55,中国鍼灸学会.1987.
2）厳華等,化膿灸による喘息治療の臨床観察.全国鍼灸鍼麻酔学術検論会論文摘要（一）42.1979.

Q87

服薬している薬がある場合、鍼灸治療で薬を減らすことはできますか？

タイミングを吟味し、担当医の理解があれば可能です。

　インターネットの普及により、一般の方々にも健康や医学の知識が広まり、昔よりも薬の副作用を心配する声も高まっています。特に慢性病を患っている方が鍼灸治療を受ける際「現在飲んでいる薬を、鍼灸治療で減らすことができるか」という相談も受けます。

　薬、特に長期間服用している睡眠薬、ステロイド剤、鎮痛剤などの薬を減らすことはできます。その場合は、薬を減らすタイミングと方法を考えると同時に、患者の担当医の理解が必要です。次に例をあげて説明しましょう。

例1

患者について

10年以上睡眠薬を服用。毎晩薬を飲まないと不安で、結局毎晩飲んで寝る。健康診断では、毎年血液検査のGPT、GOTの数値が異常で、なかなか正常値にもどらない。内科医からは「肝機能障害が起こっているので要注意」と言われている。原因は睡眠薬のせいだと考えている。しかし、心療内科受診時に担当医から毎回大量の睡眠薬が処方されている。このような状態が10年以上になった患者が、苦しみの末、来院した。

観察

脈診・舌診・問診の結果、心脾血虚、心神失養

取穴と手技

百会：切皮後、前方に向け、やや斜刺で0.2寸刺入。灸頭鍼をする
足三里：切皮後、直刺で1.0寸刺入。捻転補法した後灸頭鍼をする
大椎：円筒灸（カマヤミニ灸）3壮

> **経過**
>
> 3回目の治療後、薬をやめたいという患者に対してこう答えた。
> 「長い時間、飲んでいる睡眠薬をすぐにやめるとよくありません。もし、薬を減らす希望があれば医師と相談し、薬を変えて、もっと軽い薬を服用するのはどうですか。または、今晩から薬を3/4に減らして飲むことを、1週間試してみるのはどうですか」
> 患者は後者を選び、1週間無事にぐっすり眠れた。その後も医師と相談のうえ、薬の量を元の1/2、1/4と減らしゆき、週に1回の鍼灸治療を継続した。1ヶ月後には薬を完全に止めても、一晩ぐっすり眠れるようになった。

また、ステロイド剤の副作用は周知のことです。リウマチの治療では、ステロイド剤が使用されることが多いです。しかし、一旦投薬したら簡単に抜けることができないことも多いです。ここで、リウマチの例をあげます。

例2

> **患者について**
>
> 50代の女性。リウマチ歴15年。最初からステロイド剤を投薬され、リウマチの症状が改善されると同時に満月臉、関節疼痛、食欲旺盛などの副作用も徐々にひどくなるので、悩んで来院。鍼灸治療を受け始める時「一日も早くステロイド剤をやめたい」という相談があった。

> **経過**
>
> ステロイド剤を長時間飲んでいる場合も安易にすぐやめてはいけない。患者のリウマチによる関節の痛み、腫れは週に1回の鍼灸治療を受けているうちに次々に軽減し、血液検査、CRP、血沈などの異常値も下がった。その後、CRP、血沈値が正常に戻った時に「今からステロイド剤の量を減らしてもよいが、完全にやめるのはよくない。徐々に減らし、飛行機の着陸のように緩やかにソフトにするとステロイド剤の反発反応も弱い。体にも悪くないだろう。薬を減らすことを担当医と相談してみてはどうか」と患者にすすめた。次回、患者が来院。「担当医は呉先生の意見と同じでした。昨日からステロイド剤の量が減りました」と嬉しそうに報告してくれた。その後も鍼灸治療をしながらステロイド剤を減らす。半年後、ステロイド剤は完全にやめられたが、鍼灸治療は継続し、リウマチによる関節痛、腫れはほぼ消えた。体重も5キロも減り、食欲も元に戻り、今も元気に暮らしている。

以上は、鍼灸治療の治効と同時に、慢性痛、難病の薬もタイミングを選んで減らすことができ、副作用を避けることができた例です。ただし、減薬は必ず医師との相談のもと行わなければいけません。

Q88
抗がん剤による白血球の低下の場合、白血球を上昇させる鍼灸治療はありますか？

体全体のバランスを整えることと、扶正五要穴をうまく利用することで可能です。

　がんの治療は、手術、抗がん剤の投与、放射線の照射、さらに他の方法などを組み合わせて行うのが一般的です。当然、こうした治療が必要ということは、言うまでもありません。しかし、治療を受けたがん患者の状況を見ると、副作用が生じることがわかります。たとえば、抗がん剤の影響による白血球の低下もよく見られます。白血球が低下すれば、次の抗がん治療を行えません。抗がん治療を継続できないとなると、命に関わります。そのため、白血球を上昇させ、正常値に戻すことが抗がん治療の継続にはとても重要となるのです。

　本書では、補完治療として、鍼灸治療によって白血球を上昇させる方法を紹介します。

　まず、なぜ抗がん剤の投薬による白血球の低下を、鍼灸治療で上昇させることが可能なのでしょうか。

　ポイントは2つです。

　1つ目は、鍼灸治療には体全体のバランスを整える調節作用があり、がん患者の元気を補い、体力を増進することができるということです。

　2つ目は、白血球を上昇させる特効穴「扶正五要穴」の力です。

　扶正五要穴とは、胸骨の両側で、第1肋骨から第5肋骨の肋間、左右にある合計10穴です。

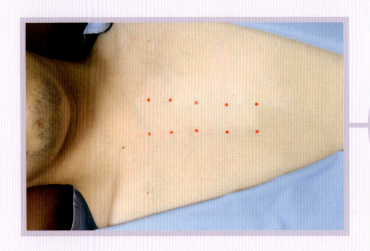

奇穴

【ふせいごようけつ】
扶正五要穴

胸骨の両側で、第1肋骨から第5肋骨の肋間、左右にある合計10穴

　扶正五要穴は、体内の胸腺が体表に出現する（体表投影）部位に相当する所です。胸腺は、Tリンパ球と呼ばれる白血球をつくっている臓器で、人の免疫機能とつながっているのが分かります。

　扶正五要穴に鍼灸をすれば、人間の免疫力を調え、体力を増加し、白血球を上昇させることができるのです。

　私が大学院で行った動物実験では、マウス20匹に薬餌を食べさせ、ひどい下痢を発症し、食欲が喪失し、痩せて震えが起こるような虚弱モデルを作りました。そのマウスを2群に分け、一方の10匹は、扶正五要穴の相当部位に灸をし、他方の10匹は何もしませんでした。すると1週間後、灸をしないマウスの全てが死亡し、灸をしたマウスのうち2匹は死亡したものの、残る8匹は食欲が戻り、下痢も止まり元気になったのです。

　灸をしたマウスの中には1ヵ月後、妊娠できたマウスがあり、その回復の効果を実感しました。

　こうした実験結果や実際の臨床から、扶正五要穴の有効性が強く示唆されると思います。ここで例をあげて説明しましょう。

患者について

右側乳がんと診断され、即時手術を受ける。術後、抗がん剤の治療が始まり、第2クールから抗がん剤の副作用が出て、食欲がない、悪心、疲れ、めまいが起こり、血液検査の結果は白血球が1800／ueとなるので、白血球を上昇させる点滴を行う。ところが、白血球値がなかなか上がらず、このままだと抗がん剤の継続治療ができないので、当院のホームページを調べて来院。

診察

望、聞、問、切診法により、元気虚弱、清陽不昇だと判断

治療

扶正五要穴（奇穴）：円筒灸（カマヤミニ灸）
大椎：円筒灸（カマヤミニ灸）3壮
百会：切皮後前方に向け、やや斜刺0.2寸刺入。灸頭鍼をする
足三里：切皮後、直刺1.0寸刺鍼。捻転補法した後、灸頭鍼をする

治療経過

3回の治療後、再び血液検査を受け、白血球値は1800／ueから3900／ueまで上昇。その後、抗がん剤の治療を再開することが可能になった。
それからいったん抗がん剤により白血球値が下がったため、すぐ2回の鍼灸治療を受け、白血球値が3600／ueから4200／ue程度まで戻すことができた。
鍼灸治療により抗がん剤の全クールの治療を順調に終了。

このことから白血球が低下した場合、白血球を上昇させる鍼灸治療でサポートできると私は考えます。

Q89

難病に対して鍼灸では どんな治療ができるのですか？

中医弁証論治の理念を持ち、
挑戦することはできます。

　難病とは、発症の原因が不明で適切な治療も見つけられない病です。または、発症の原因は分かっていても決定的な治療法がない病でもあります。中医学から見れば、難病には以下の特徴があります。

①正気が虚弱となり除病・または回復力が衰えている。
②病状が複雑で、表裏、寒熱が混じって虚実が錯綜し同時にみられる。
③病邪が深くなりこり固まっている。熱毒、沈寒、痰湿、瘀血積滞などが相互に結びつき、深く入って簡単に取り除くことができない。
④病気の難治と慢性により患者の精神が弱くなり、闘病の自信を失くして治療に対する信用を失くしている。

　このことから、難病に対する中医治療は病名、病巣に対する直接治療より上述の特徴から患者の全体像を把握したうえで、中医学の証を立て治療します。それにより積極有効な治療が期待できるでしょう。
　たとえば、強皮症は難病の一つです。西洋医学では、発症原因が分からないのでステロイド剤が主に使われます。しかし、ステロイド剤を長期間使用しても強皮症を治すことはできず、同時にステロイド剤の副作用である寒気、満月顔、骨粗鬆症、関節痛、浮腫などが次々出てきます。中医学の場合、患者の全体像を把握すると陽虚証が圧倒的に多いため、灸法で治療します。局所に棒灸をし、関元に箱灸をすれば、患者の寒気、浮腫、関節痛などの全身症状が改善されると同時に体表の強皮も軟らかくなり、患部面積を縮小させる効果も期待できます。
　私が中医鍼灸弁証論治により、5名の強皮症と8名の全身性エリテマトーデス（SLE）

の治療を行ったところ病状は改善され、相当な効果がみえました。

そのなかの3名の強皮症の方は、患部が縮小、または消失しました。また、2名のSLEの少女は鍼灸治療によって長年の微熱が消え、身長も伸び、16歳で初来潮、その後の月経もスムーズに来潮し、血液検査により、CRP値は1,52mg/dlから正常値に戻り、学校生活を楽しめるようになりました。

難病に対しても鍼灸治療は効果を示すことがあります。鍼灸臨床の現場では、中医弁証論治の理念を持ち、難病または難治性の病気にも挑戦していくことが患者にとっても大きな期待となるでしょう。

おわりに

　現代社会において、国民の鍼灸治療に対する希望と期待が高まっており、腰痛、五十肩、神経痛などに加えて、内科、婦人科、眼科、耳鼻咽喉科、泌尿器科、および難病の治療も熱望されています。鍼灸師は鍼灸治療をとり巻く現状に満足することなく、さらにさまざまな臨床に直面し、挑戦しなければならないと考えます。

　そのためには、鍼灸師自身の学習が必要不可欠であり、鍼灸治療の技と心身の修練が大切になります。また、さまざまな病気を患っている患者に最大限誠意を持ち、丁寧に鍼灸治療の諸事項を説明し、患者の不安を解消し、鍼灸治療をしっかりと理解してもらうことも、鍼灸師の責任と義務でしょう。

　本書はそう言った観点から、臨床現場の治療テクニックや読者の目線の質問を集め、編集しました。

　このたび、本書が出版されることになって、改めて、医道の日本社編集長山口智史氏、編集部髙橋優果氏、および編集部の皆様に心よりお礼申し上げます。また、鍼灸師の友野智尋氏、野口翔太氏、石山和美氏、渡邊みき氏の協力にも合わせて御礼を申し上げます。

　本書の出版は鍼灸師と患者の接点のほんの始まりにすぎません。

　これからも努力を重ね、臨床現場からの質問を集めて、さらなる出版物の制作や情報の提供に力を尽くしたいと思います。

GS第一伝統治療院
（元　呉迎上海第一治療院）
院長　呉　澤森

参考文献（古典）

『黄帝内経（霊枢・素問）』
『黄帝八十一難経』
『鍼灸甲乙経』皇甫謐
『鍼灸大全』徐鳳（明代）
『鍼経指南』竇漢卿（元代）
『鍼灸大成』楊継洲
『鍼灸問対』汪機

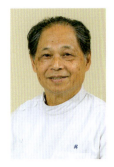

呉 澤森（ご・たくしん）

1946年中国上海市生まれ。中医師。上海中医学院（現・上海中医薬大学）大学院修士課程修了。1983年よりWHO上海国際鍼灸養成センター臨床指導教官、上海市鍼灸経絡研究所主治医師（のち教授）。1988年1月、社団法人北里研究所東洋医学総合研究所研究員として来日。1993年、日本の鍼灸師資格を取得。翌年、東京恵比寿に呉迎上海第一治療院（現・GS第一伝統治療院）設立。2008年、上海中医薬大学鍼灸学院と提携、日本中医臨床実力養成学院を設立。過去に神奈川衛生学園専門学校、日本医学柔整鍼灸専門学校などで非常勤講師を務めた経験もある。著書に『鍼灸の世界』（集英社）、『「証」の診方・治し方』『経穴の臨床実践』（ともに東洋学術出版社・共著）がある。

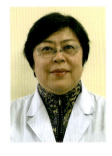

孫 迎（そん・げい）

中国上海市生まれ。1985年上海中医薬大学針灸推拿学部医学学士課程卒業。のちに、上海市針灸経絡研究所主治医師。1987年糖尿病についての研究成果で中国衛生部の三等賞を受賞。また甲状腺機能亢進症・脊髄の外傷・がんなどの鍼灸治療および女性圧力性尿失禁の尿流動力学研究について、多数の臨床研究論文を中国の鍼灸専門雑誌『中国針灸』に発表した。1992年来日。早稲田大学大学院臨床心理学研修。2004年、日本の鍼灸師資格を取得。上海中医薬大学鍼灸学院と提携する日本中医臨床実力養成学院、GS第一伝統治療院（元・呉迎上海第一治療院）理事長。

GS第一伝統治療院
http://goson-tcm-health.jp

協力
友野智尋
野口翔太
石山和美
渡邊みき

ブックデザイン
田中俊輔（PAGES）

イラストレーター
あべさん
はやしろみ

モデル
友野智尋

素朴な疑問から臨床のコツまで！
呉澤森の鍼灸治療あれこれQ&A

2018年12月31日　初版第1刷発行

著　者　　呉澤森・孫迎
発行者　　戸部慎一郎
発行所　　株式会社 医道の日本社
　　　　　〒237-0068　神奈川県横須賀市追浜本町1-105
　　　　　TEL 046-865-2161
　　　　　FAX 046-865-2707

©Go Takushin, Son Gei.2018
印刷・製本　シナノ出版印刷株式会社
ISBN 978-4-7529-1159-3 C3047
本書の内容の無断使用、複製（コピー、スキャン、デジタル化）、転載を禁じます。